La espiritualidad y la prevención de lesiones laborales

Jesús Mauricio Román Ortiz

Copyright © 2022 Jesús Mauricio Román Ortiz

Todos los derechos reservados.

ISBN:

DEDICATORIA

Este libro está dedicado en primer lugar a Dios el creador de todo cuanto existe, a mi madre y a mi padre que me dieron la vida, a mi esposa y a mis hijos por estar a mi lado durante este proceso.

CONTENIDO

	Agradecimientos	I
1	Entendiendo el ser	1
2	La historia de David	3
3	El joven David	7
4	Recapitulando	68
5	Enfrentando la realidad	70
6	La tragedia	80
7	Análisis del contexto	84
8	La importancia de tener un espíritu fortalecido	88
9	¿Qué hubiera sucedido sí? ...	91
10	¿Como transformar conciencias en Seguridad y salud en el trabajo?	97

AGRADECIMIENTOS

Doy gracias a Dios por crear al ser humano a su imagen y semejanza, dotándonos de cuerpo, alma y espíritu para poder disfrutar su creación y mantenernos conectados con él en todo momento, gracias a mi madre y a mi padre por toda su dedicación, esfuerzo y enseñanzas.

1 ENTENDIENDO EL SER

Decir que el ser humano está compuesto solamente por carne y hueso, sería una injusta categorización para la fuente creadora, más aún cuando a los seres humanos Dios los dotó de una inteligencia superior a la de todas las especies, demostrando gran interés en su perfeccionamiento, por algo los hizo a su imagen y semejanza.

Su diseño físico le permite locomoción, agilidad y maniobrabilidad, su inteligencia le permite capacidad de aprendizaje, resolución de problemas, análisis de situaciones, adicionalmente Dios le otorgó al ser humano las herramientas para adquirir sabiduría, siendo ésta distinta a la inteligencia, ya que la sabiduría se asocia al aspecto espiritual del individuo.

Entonces, el ser humano está conformado por un cuerpo con capacidad física que permite conectarse con el mundo en que habita a través de los órganos de los sentidos, con un alma donde habitan las emociones y con un espíritu para mantenerse conectado a la fuente y la sabiduría creadora.

La espiritualidad y la prevención de lesiones laborales

De ahí que cuando se habla de prevención es un error enfocar las actividades solo a nivel físico o psicológico, olvidando el aspecto espiritual que finalmente es una pieza clave y fundamental en la transformación de conciencias.

Si se desea lograr cambios profundos y permanentes en las personas, necesariamente se debe tener presente la integralidad como ser humano, - cuerpo - alma – espíritu -.

En definitiva, el ser humano a lo largo de su existencia en este planeta, sin importar su cultura o la raza, siempre ha desarrollado actividades con el objetivo de alimentar su espíritu, irónicamente este aspecto tan relevante para el bienestar y la esencia de las personas es dejado a un lado en el rol laboral.

Para entender de una manera clara la importancia de la espiritualidad en la prevención de las lesiones laborales, los invito a conocer la historia de un trabajador llamado David.

2 LA HISTORIA DE DAVID

David era un trabajador joven, una persona promedio, con habilidades comunes, humilde, con aspiraciones de crecimiento normales a las de cualquier otra persona, responsable en el cumplimiento de las tareas para las que había sido contratado, disciplinado con el horario laboral, todo aquel que lo conocía podía dar testimonio que David era tranquilo, que no le gustaban los problemas, procuraba tener buenas relaciones con sus compañeros y sus superiores; su jefe directo estaba a gusto con la forma de trabajar ya que él cumplía con la labor asignada, lo hacía bien, permitía ser direccionado sin problemas, en materia de Seguridad y Salud en el Trabajo era ejemplo a seguir. En general David era un buen trabajador.

Tenía una particularidad, era callado e introvertido, aunque esta característica se asociaba más a su timidez, sus costumbres venían del campo, de ahí eran sus orígenes, ocasionalmente sonreía, eso sí trabajaba con ahínco, a la mayoría de sus compañeros les caía bien, en esencia la forman de ser le permitía estar sintonizado con la producción y el trabajo en equipo, aspectos de suma importancia para cualquier empresa.

David utilizaba los elementos de protección personal siempre y de manera correcta, no era necesario que el supervisor estuviera detrás de él insistiéndole que los usara, se puede decir que David tenía una cultura de seguridad arraigada en su personalidad; los protocolos, procedimientos y normas de seguridad los cumplía al pie de la letra, en varias ocasiones lo felicitaron en público, de ahí que fuera tomado como ejemplo a seguir.

Lamentablemente, con el paso del tiempo "el brillo" en sus ojos fue desapareciendo, a pesar de que se notaba su esfuerzo por seguir comportándose como siempre lo había hecho, algo en él había cambiado, las cosas eran distintas, era como si la felicidad de David estuviera agonizando.

Sus compañeros fueron quienes primero percibieron el cambio, él nunca había sido muy hablador, pero su silencio aumentó, su sonrisa dejó de verse, dejó de saludar y compartir con ellos, ahora permanecía pensativo la mayor parte de la jornada, su aspecto físico estaba cambiando, se veía más delgado y descuidado, empezó a cometer pequeños errores afectando un poco la producción, cuando esto sucedía, David se confrontaba, recobraba su atención corrigiendo rápidamente la situación, pero día tras día los errores se presentaban con mayor frecuencia.

¿Qué le sucedió a David?, ¿por qué cambió?, él jefe empezó a verlo con otros ojos, trato de ayudarlo, quiso hablar con él, pero siempre encontraba un "muro" que no podía traspasar, David simplemente no exteriorizar nada y como la producción debía continuar y de una u otra manera David seguía siendo productivo, cumplía las metas, su jefe quedaba con las "manos atadas" para tratar de profundizar más allá de lo poco que David hablaba.

La espiritualidad y la prevención de lesiones laborales

Lamentablemente las grandes pérdidas humanas y económicas se presentaron cuando David por su distracción cometió un error al omitir un protocolo de seguridad operando la caldera, desencadenando una terrible emergencia.

Pagó ese error con su propia vida, la empresa por su parte, enfrentó una situación jurídica complicada con los familiares de los fallecidos, con los trabajadores lesionados, con la comunidad ubicada cerca de las instalaciones, al tener que pagar grandes sumas de dinero en indemnizaciones y multas, las directivas fueron judicializadas, finalmente la empresa no pudo soportar esa situación, cerró sus puertas y se declaró en quiebra, se perdieron por defecto muchos puestos de trabajo afectando el bienestar de sus familias.

Para encontrar las causas profundas y reales que generaron el accidente se debe ir más allá de los muros de la empresa, analizar la situación con un enfoque basado en la Integralidad del Ser, recordando que el Ser Humano está conformado por cuerpo físico, emociones y creencias.

Lo primero y lo más importante es entender como era David al momento de ingresar a la empresa, esto servirá como punto de referencia para comparar con el David al momento del accidente.

Se sabe que cuando ingreso, David era un trabajador joven, tímido, un poco callado, introvertido, pero eficiente, obediente de las normas y protocolos de Seguridad que tenía buenas relaciones con sus compañeros y jefes.

En ese momento la empresa contaba con un proceso claro, bien definido de gestión humana alineado a la legislación en materia de Seguridad y Salud en el trabajo, por eso le fue realizada la evaluación médica ocupacional de ingreso, acompañada de evaluación psicológica, que arrojaron como resultado un estado físico y mental de David adecuado para desempeñar el cargo.

Venía de una familia humilde, con fuertes tradiciones en el contexto religioso, su núcleo familiar le brindaba seguridad a pesar de los inconvenientes económicos que ocasionalmente los afectaba, se puede decir que David era feliz, era un típico muchacho de pueblo que venía a trabajar en la ciudad, con costumbres de persona del campo, con valores y creencias familiares arraigadas en la fe, en su casa oraban a diario, procuraban cumplir con las enseñanzas de la religión a la cual pertenecían, para David eran muy importantes sus creencias, era muy devoto y de buen corazón.

Con el paso de los días, David entablo más confianza con sus compañeros, era más sociable, pero días antes de ocurrir el accidente, fue evidente su cambio negativo, los compañeros lo percibían distraído, comete errores que no cometía antes, afectando un poco la productividad, aparecen los primeros roces con los compañeros y jefes.

Para entender mejor las razones de su cambio regresaremos en el tiempo...

3 EL JOVEN DAVID

Caía la tarde, se podía sentir el delicioso fresco que anunciaba la inevitable llegada de la noche, no de cualquier noche, sino la noche de un sábado muy esperado, era una fecha especial, el pueblo "las Flores" estaba de ferias, había una gran fiesta en el parque principal, David aún se encontraba en su finca, ubicada en la vereda "Paragüitas", afanoso caminaba con su teléfono celular pegado al oído buscando mejor señal y no perder "el hilo" de la importante conversación que en ese momento mantenía con su mejor amigo, estaban ultimando detalles de la estrategia que David iba a aplicar para poder conquistar a la muchacha que tanto le gustaba y le quitaba el sueño, la hermosa Esmeralda.

— Francisco, francisco, le escucho entrecortado, espere me ubico mejor, ¡no cuelgue!

Gritaba con un poco de preocupación entremezclada con alegría, con la esperanza que su amigo no se fuera a desconectar, subió corriendo a una loma logrando su objetivo, la señal era más fuerte y podía mantener una conversación fluida, en el horizonte se veía una suave neblina que se filtraba entre los árboles, David agitado por el esfuerzo físico, respiraba profundamente llenando sus pulmones de aire limpio y fresco que el ambiente gracias a su abundante vegetación le ofrecía, era un paraíso, un verdadero placer era estar allí.

- No me vaya a quedar mal David, ya le dije a mi novia que llevará a su prima Esmeralda, así lo va a hacer, no fue una tarea fácil, recuerde que sus padres son muy estrictos para dejarla salir.

Con risa nerviosa y con gran confianza Francisco le recalca una y otra vez a David la importancia de su presencia, ya que era indispensable que él entretuviera a Esmeralda y la alejara de su novia, así él iba poder disfrutar la fiesta con ella y besarla sin temor a ser observados, puesto que era muy tímida y le avergonzaba que su prima la viera besándose con su novio, mejor dicho era un "gana, gana", David iba a tener el tiempo y el lugar para poder conquistar a la mujer de sus sueños y Francisco poder estar tranquilo con su novia.

- Si hombre, no se preocupe, más preocupado debería estar yo, ¿será que logró conquistar a Esmeralda?
- Todo es actitud, espero no se quede callado por el susto - le recalca Francisco.

Con una sonrisa en su boca, con alegría y emoción en su corazón, David sentía que el tiempo pasaba tres veces más lento, estaba muy expectante y preocupado de dar una buena impresión a Esmeralda, solo la había visto de lo lejos en un par de ocasiones, tenía que aprovechar la oportunidad que el destino le estaba dando, David era muy tímido, por momentos quiso desistir de ir a la fiesta, pero inmediatamente pensaba en que no podía quedarle mal a su amigo, esto le sirvió para sacar coraje y continuar firme en su intención de ir y hablar con Esmeralda. Además, David para defender su orgullo varonil frente a su amigo, hablaba delante de él como si fuera un don Juan, procurando disimular el terror que su timidez le generaba, sobre todo al tener que hablarle a una mujer tan hermosa como Esmeralda.

Por otra parte, David deseaba un romance, quería tener algo serio y duradero, soñaba despierto con la fe puesta en que esa mujer sea Esmeralda, acordaron con Francisco encontrarse en un término de 3 horas en el parque principal frente a la iglesia, a partir de ese momento, la estrategia estaba en progreso.

Llegó la noche acompañada de un delicioso frío, el cielo estaba estrellado, la brisa movía las hojas de los grandes árboles sobre la montaña, la casa de David dejaba entre ver la luz del interior saliendo por las ventanas, un poco de humo salía por la chimenea de la cocina de leña anunciando que la comida preparada por su mamá, estaba lista para ser servida, los animales de la finca dormían, excepto los 3 perros y los dos gatos que habitaban en la casa, paseándose orondos por los pasillos, Onix era la mascota consentida de David, era un fiel y viejo perro, se encontraba junto a él observando con curiosidad como su amo silbaba mientras se vestía, se estaba colocando la mejor ropa que tenía, con la esperanza de impactar a Esmeralda, la curiosidad mezclada con emoción por conocerla aumentaba con el paso de los minutos, finalmente tomó su perfume, lo aplicó en su cuello y en su ropa, no era el mejor midiendo cantidades, rocío tal cantidad de perfume que hizo estornudar dos veces a su fiel amigo, el aroma recorrió toda la casa llamando evidentemente la atención de sus hermanos y sus padres.

- ¿El joven para dónde va?

La espiritualidad y la prevención de lesiones laborales

Preguntó inquieto su padre, David en la emoción de su juventud había omitido pedir permiso, siendo esto una falta relativamente grave para ellos, ya que en las normas y tradiciones de su hogar los hijos así estuvieran grandes, no podían pasar por encima de la autoridad de sus padres, David con los ojos abiertos hasta el tope por el susto, cayó en la cuenta de haber cometido ese error, ahora peligraba la salida, su papá podía perfectamente negarle el permiso y sus planes de conquistar a Esmeralda se irían al traste, entonces mirando a su padre con una súplica anticipada y titubeando, respondió.

- Papá, es que Francisco me invitó a la fiesta en el pueblo, ¿me da permiso?
- ¿Como así? ¿desde cuando el joven aquí presente se manda solo?, ¿pretendía irse a escondidas?, lo primero que tenía que haber hecho antes de vestirse, era pedirle a su mamá o a mi permiso, por esa razón ¡no puede salir hoy!

David en esos momentos sintió una frustración terrible acompañada de rabia, pero sus creencias arraigadas en el respeto a sus padres no le permiten responder de manera insolente, él solo bajó la cabeza mientras pensaba qué decir y una pequeña lagrima broto de sus ojos, sabía que sus planes de conocer a una posible hermosa mujer y hacerla su novia en ese momento se desplomaron, también alcanzó a pensar en su amigo Francisco y en incumplimiento de su promesa, David respiro profundo, cambio la rabia y la frustración por humildad, levantó la mirada y con gran sinceridad le dijo:

- Papá, le pido me disculpe por no haberle pedido permiso antes, pero me emocione tanto porque hoy me van a presentar a una muchacha que me gusta, que solo tuve cabeza para ocuparme de mi vestuario y pensar en lo que voy a decirle a ella, le pido que por favor me deje ir.

La madre de David en ese momento llegaba al lugar donde ellos dos mantenían la conversación, al escuchar y ver a su hijo en esa actitud casi de súplica y entender las razones se conmovió y miró a su esposo con tal ternura y sin mencionar una palabra le pedía que le diera el permiso, el padre de David se quedó mirándolo por un instante, una pequeña sonrisa se dejó entrever en su boca, al ver a su hijo en ese plan lo llevó a recordar sus años de juventud donde él también emocionado se vestía por ir a ver al amor de su vida con la cual había formado el bello hogar que tenían, tomó entonces de la mano a su esposa la miró con ternura y cierta picardía, ambos sabían todas las cosas "locas" que en su momento habían hecho para poder verse a escondidas en aquellos tiempos de su juventud cuando el respeto a los padres iba acompañado de miedo debido a los recios castigos de la época.

- ¿Y a qué horas piensa llegar el joven?

Le dijo el padre de David tratando de seguir mostrándose reacio ante su hijo, pero la leve sonrisa que se seguía dibujando en sus labios demostraban ternura, aprobación e incluso un poco de alcahuetería.

- Papá tan pronto el grupo musical deje de tocar yo regreso juicioso a la finca, si veo que ya es demasiado tarde y no termina me regreso inmediatamente.

Respondió David con una enorme sonrisa.

- Lleve con que alumbrar el camino, ya está

muy oscuro, vaya con Dios y mucho juicio nada de tomar licor.
- Claro que sí papá, muchas gracias.

David abrazó a sus padres y salió de la casa rumbo al pueblo.

- ¿no va a comer?

Le gritó la mamá desde adentro de la casa.

- Allá en el pueblo como algo mamá, gracias.

Respondió David mientras caminaba afanosamente, alejándose de la casa

- Esta juventud de hoy en día prefiere la fiesta que la comida.

Dijo finalmente el padre y se sentaron ellos a comer.

El camino estaba oscuro, los grandes árboles tapaban los tenues rayos de luz que la luna ofrecía, los matorrales a lado y lado de la vía se movían suavemente a causa de una leve brisa, se escuchaban algunas lechuzas y ocasionalmente pasaban volando uno que otro murciélago, para cualquier persona ese ambiente era causa de terror y jamás se desplazaría sola en medio de esa penumbra, pero para David era una noche hermosa, iba feliz y confiado, incluso cuando escuchaba los animales nocturnos no se asustaba, por el contrario empezaba a remedar sus sonidos, para él era normal bajar la montaña desde su vereda a pie, solo eran unos 3 kilómetros lo que para una persona del campo no representa mayor distancia, adicionalmente su fiel amigo Onix iba junto a él, pero David sabía que no podía llevarlo.

La espiritualidad y la prevención de lesiones laborales

- ¡Para la casa Onix!.

Le decía mientras hacía sonar la palmas de las manos, Onix solo miraba, se detenía un rato pero su instinto protector lo hacía continuar junto a su amo, quien solo seguía caminando mirándolo de reojo, esperando que en cualquier momento dejara de seguirlo y se devolviera para la finca, pero no fue así y más o menos a la mitad del camino tuvo que detenerse, con más autoridad le repitió la orden.

- ¡Que para la casa Onix!

Onix intentaba repetir la estrategia de detenerse un rato y seguir acompañando al amo, solo que en esta ocasión David se quedó inmóvil esperando a que obedeciera la orden, molesto tuvo que repetir en varias ocasiones la orden de que se devolviera, finalmente Onix resignado regresó a casa.

A pesar de que la linterna del celular solo lograba alumbrar un radio muy pequeño del camino y que iba con tiempo suficiente, David caminaba rápido, empezaron a brotar gotas de sudor de su frente y cuello, esa variable no la había contemplado, no quería llegar con la ropa húmeda por el sudor y mal presentado, tuvo que detener por un momento su marcha para refrescarse, esos minutos fueron eternos; ya fresco nuevamente, continuó su recorrido, caminando despacio tratando no volver a sudar.

Al rato alcanzaba a escuchar a lo lejos la algarabía y la alegría de las personas en el parque principal del pueblo, la música estaba a todo volumen.

Finalmente, David llegó al parque, estaba muy feliz y emocionado, el momento tan anhelado había llegado, la curiosidad de conocer por fin a Esmeralda junto con el afán de darle una muy buena primera impresión, le hacían palpitar más rápido su corazón haciendo que la estrategia de caminar despacio para no sudar no sirviera de nada, a pesar de que estaba ahí quieto el sudor empezó a brotar como si estuviera corriendo y entre más se secaba, más sudaba.

- ¿Qué me está pasando?

Pensaba estresado David, decidió tomar aire profundamente, cerrar los ojos y recostarse junto a un árbol, esta técnica le sirvió para calmarse, su corazón bajó el ritmo ahora palpitaba más suave, dejo de sudar, el frío de la noche le ayudó a refrescarse rápidamente.

Empezó a buscar a Francisco, esa tarea no era tan sencilla, había mucha gente, subió las escaleras que daban a la iglesia con el fin de obtener una mejor visual del panorama, la técnica le sirvió, desde allí podía ver a todas las personas que estaban en el parque, al momento escuchó que alguien lo llamaba, dirigió su mirada hacia la voz que mencionaba su nombre y ahí estaba Francisco quien tomaba de la mano a su novia y junto a ella estaba la mujer más hermosa que para David existía, Esmeralda, una joven delgada, esbelta como una palmera, el viento hacía ondear su cabello, de piel trigueña, su vestido era blanco a la altura de las rodillas, su cintura perfecta, su cabello castaño llegaba a la mitad de su espalda, utilizaba un delicado cinturón que resaltaba las curvas de su cadera, su rostro era de delicado, con grandes ojos cafés, David estaba estupefacto, Esmeralda estaba más bella que nunca, ver tanta hermosura supera su capacidad de control, se sintió cohibido, automáticamente todo lo que había planeado que iba a decirle se borró de su mente y el bendito sudor apareció de nuevo con mayor intensidad sobre su rostro.

Francisco se acercó poco a poco, David se esforzaba por disimular su nerviosismo, la verdad el esfuerzo no daba resultados, inconscientemente movía una de sus piernas, frotaba sus manos, se limpiaba el sudor de la frente con el brazo humedeciendo la manga de la camisa empeorando las cosas.

- Hola David, ¡qué bueno verlo!, ¿cómo está?

Le decía Francisco siguiendo el plan que habían acordado, pero David estaba estupefacto, estático, pálido, sudoroso, su mirada tonta permanecía fija y enfocada en aquella hermosa mujer.

- ¿Qué le pasa hombre, porque no me saluda?

Un poco inquieto Francisco trataba de hacer reaccionar a David para poder continuar con el plan, entonces intervino su novia.

- Hola David, te presento a mi prima Esmeralda, deberías invitarla a tomar algo y luego a bailar un rato.

Las palabras de su novia sorprendieron a Francisco, él no le había dicho nada del plan de conquista de David y lo estaba ayudando, - puede ser casualidad o tal vez quiera quedarse sola conmigo, que afortunado soy - pensó.

La realidad de las cosas era que paralelamente al plan de ellos dos, ya la novia de Francisco y su prima se habían anticipado y de antemano habían planeado ir juntas a la fiesta del pueblo, porque Esmeralda deseaba conocer a David, luego de haberlo visto en una fotografía, le parecía el joven más lindo del pueblo.

Lo que ninguno imaginaba era que ella estaba igual de nerviosa que David, también sudaba y se movía ansiosamente, sentía que no estaba bien presentada y trataba de arreglarse el cabello que con el sudor se pegaba en su cuello, solo que Esmeralda sabía disimular de mejor manera sus emociones.

Hubo un momento de incómodo silencio, David estaba atónito, callado, con mirada de tonto, Francisco mira a su novia quien con un gesto en la cara le hace entender que haga algo para que reaccione, lo único que se le ocurre es darle un fuerte empujón con el hombro a David y como si hubiese sido ensayado en una coreografía la novia de Francisco exactamente en ese mismo instante hizo lo mismo con Esmeralda, provocando que ambos chocaran sus cuerpos frente a frente, quedando estupefactos, solo se miraban, David estaba maravillado viendo el brillo de los ojos de Esmeralda, en ese instante extendió su mano y con la voz temblorosa dijo:

- Hola Esmeralda, mucho gusto soy David
- Hola, mucho gusto Esmeralda
- Que hermoso nombre tienes.
- Gracias
- Sabía que eras hermosa, pero no tanto.

Esmeralda se sonrojo bastante por esas palabras mientras estrechaba la mano de David y respondía a su saludo, los dos continuaron mirándose fijamente como almas que ya se conocían y se encontraban nuevamente gracias al destino, siguieron observándose por un rato más, sonriendo rayando en lo cursi y sin soltar sus manos, Francisco y su Novia que por cierto se llama Sofía, miraban sorprendidos la escena, se miraron luego entre ellos y con una sonrisa pícara de aprobación, se sentían los mejores Cupidos del mundo.

- Ya venimos.

La espiritualidad y la prevención de lesiones laborales

Dijo Francisco, luego se alejó tomando de la mano a su novia, David y Esmeralda ni se inmutaron, no lo escucharon, estaban distraídos en su idilio de amor, pasaron unos minutos hasta que se dieron de cuenta que habían quedado solos.

Definitivamente fue amor a primera vista, como suele suceder entre muchos jóvenes, esa noche bailaron, se divirtieron mucho, hablaron de sus familias, de sus hermanos, de sus proyectos de vida, no se separaron en ningún momento, Esmeralda era una joven de provincia, ese año acababa de terminar su bachillerato, estaba en vacaciones y por eso vino a pasar una temporada con su prima, su familia vivía en un pueblo cercano, tenían un pequeño pero próspero almacén el parque principal, para David esto era una gran noticia, iba a ser relativamente fácil visitarla, lo malo era que dentro de los planes de Esmeralda estaba el irse a la ciudad a estudiar una carrera universitaria el siguiente año, David no había contemplado esa posibilidad para él, toda su vida había trabajado en la finca de sus padres cultivando café y caña de azúcar principalmente, era todo lo que sabía hacer y tradicionalmente los hijos continuaban trabajando la tierra cuando crecían, prefirió no pensar en eso, lo importante era disfrutar cada minuto junto a ella.

Esa noche fue mágica, el plan se había cumplido a las mil maravillas, Francisco y Sofía, pudieron disfrutar de las fiestas con toda libertad, David y Esmeralda se hicieron novios esa misma noche.

Cuando se está enamorado se pierde la noción del tiempo, la fiesta estaba a punto de terminar, faltaban pocas horas para que amaneciera, Esmeralda y David no querían separarse, Francisco y Sofía se estresan tratando de hacer que esos dos se despidan, tenían que regresar a sus fincas pronto, el camino era largo, iban a tener problemas con sus padres y ser castigados por llegar tarde, después de muchos intentos lograron separarlos, mientras se alejaban ellos dos siguieron mirándose hasta que la distancia lo permitió.

Ese fue el nacimiento del gran amor de David, no podía dejar de pensar en Esmeralda, quería verla todo el tiempo, aún eran muy jóvenes, las emociones estaban a flor de piel, se imaginaba casado con ella, viviendo en una bella finca, cultivando café y caña de azúcar, de la misma manera Esmeralda se sentía enamorada, suspiraba pensando en David, no veía la hora de volverlo a ver, era un romance "a la antigua" que difícilmente en la juventud moderna se presenta, a ellos no importaba que los tildaran de cursis.

Cada vez que podían verse, la ansiedad por el encuentro seguía apareciendo, acompañada de ilusión y alegría, el tiempo seguía deteniéndose, no querían dejarse de ver, querían permanecer juntos siempre, así sucedió durante todas las vacaciones escolares de Esmeralda.

Las vacaciones y la temporada de fiestas decembrinas, estaban llegando a su fin, la cruda realidad de la vida se asoma amenazante para la bella relación entre Esmeralda y David, se acerca el día en que ella tenía que abandonar el pueblo y emprender su viaje porque ingresaba a estudiar en la universidad, por su parte David, quien hacía un año atrás también se había graduado de bachiller en la escuela rural, no había contemplado seguir una carrera universitaria, sus planes todo el tiempo eran continuar laborando en su finca, trabajando con su familia, incluso ya había acordado con su padre un permiso para cultivar una franja de tierra de manera independiente y obtener de ahí sus primeros ingresos, con ellos empezaría a ahorrar para comprar su propia finca en unos años.

David, preocupado intentó en varias ocasiones convencer a Esmeralda de no irse a estudiar, incluso le propuso que se casaran y que se fueran a vivir juntos un tiempo en la casa de sus padres mientras él cosechaba su siembra y obtenía recursos para comprar su propia finca, por más planes que le mostro e intentos que hizo no logró persuadir las intenciones de Esmeralda, ella tenía clara su meta, iba a convertirse en psicóloga, vivir en la ciudad y hacer su vida profesional, ese siempre había sido su sueño, así aunque le doliera alejarse de David, no iba a detenerse para alcanzarlo.

El tiempo seguía su recorrido sin piedad, los días se esfumaron, eran más cortos, la angustia se podía ver en el rostro de David, estaba a punto de perder a su bella novia, finalmente llegó el momento de la despedida.

- Amor, te pensaré todo el tiempo, no dejes de llamarme.

Gritó por última vez Esmeralda a través de la ventana del bus, mientras este se alejaba, sus ojos estaban llenos de lágrimas, para ella también era un momento difícil y doloroso, David estaba destrozado, el amor de su vida se iba por largo tiempo y posiblemente para siempre, resignado volvió a su casa.

La tristeza embargó su corazón, dejó de comer, el paisaje de su vereda que tanto amaba ahora lo sentía como una cárcel, los planes que tenía dejaron de generar emoción, no le veía sentido a tener que sembrar para comprar más tierra para seguir sembrando, el pueblo empezó a parecerle aburrido, eso sí, siguió trabajando, ayudando a su padre en las labores del campo solo que ahora todo era distinto, el amor a su tierra estaba en prueba.

No había pasado mucho tiempo, casi dos meses, desde la partida de Esmeralda, cuando David empezó a notar cierto distanciamiento, la alegría de su voz cuando ella hablaba por celular empezó a perderse, ahora había monotonía en las conversaciones, era como si le aburriera escucharlo, solo David era quien tenía la iniciativa para llamarla, ella dejó de hacerlo, definitivamente algo pasaba, David angustiado quería saber que era, se confrontaba mucho - seguro las cosas del campo ya no le interesan -, pensaba impaciente, dejó entonces de hablarle de la tierra y de cosechas, empezó a preguntarle por la ciudad y por la experiencia que ella estaba viviendo ahora, pero la distancia en su voz era evidente, los celos aparecieron entonces.

- ¿Tienes a alguien más por allá en la ciudad?
- No amor, como se te ocurre, eso ni siquiera me ha pasado por la mente.
- ¿Entonces qué sucede Esmeralda?, ¿porque te alejas?, ya no eres la misma conmigo, ¿dejaste de quererme?
- Tampoco es eso David, yo te amo.
- ¿Qué es entonces?, dime.
- Amor, veo que nuestras vidas van por rumbos diferentes, yo no quiero regresar al campo, quiero radicarme en la ciudad, ejercer mi profesión, tus planes son otros y así es imposible lo nuestro.

David, quedó en silencio por un momento, estaba confrontado, sabía en lo profundo de su corazón que Esmeralda tenía razón, pero no quería perderla.

- ¿Me estás terminando entonces?
- No digas eso, sabes que te amo y eso siempre será así, mejor hablamos después.

Ese fue el fin de esa conversación, David prefirió no seguir hablando por temor a perderla, quedando con más incertidumbre.

La espiritualidad y la prevención de lesiones laborales

El no pudo contener su dolor, las lágrimas salieron de sus ojos, trataba de concentrarse y pensar en la solución, tenía que salvar la relación, ¿pero qué podía hacer?, no era el mejor para el estudio, la verdad poco le gustaba, sus calificaciones no fueron las mejores, además no tenía recursos económicos para costearse una carrera en una universidad privada, era algo que nunca había planeado, así que irse a la ciudad a estudiar, quedaba descartado.

Sus conocimientos y habilidades estaban orientados a labores del campo, aunque era mayor de edad, aún era muy joven, no había vivido en otro lugar diferente a su finca y a su pueblo, el irse a aventurar a la ciudad a buscar cualquier trabajo, sería la única opción, no conocía a nadie por allá, esa idea le daba terror, pero aun así a pesar de los temores decidió que la mejor manera para salvar su relación era irse, arriesgarse, - algún trabajo conseguiré - pensó para sí.

Esa misma noche al terminar la cena, aprovechando que todos estaban reunidos, decidió compartir sus planes con la familia, tomó aire profundamente, trató de disimular sus temores, tenía que mostrar firmeza en su decisión, sabía que lo que iba a decir no caería nada bien, menos para su padre, David era el hermano mayor de 5 hijos de los cuales solo 3 eran hombres y 2 mujeres, lo que significaba que su familia iba a perder a uno de los trabajadores más importante su finca y hallar uno nuevo no era nada fácil, muchos jóvenes habían decidido abandonar la vida del campo para irse a la ciudad en busca de nuevas oportunidades.

- Mamá, papá, me voy a ir a trabajar a la ciudad.

Hubo un silencio incómodo por un instante, parecieron horas, la mamá y el papá se miraron a los ojos, luego miraron a David, esperando que en algún momento dijera que era una broma, pero al percibir su rostro pálido y sudoroso se dieron cuenta que hablaba en serio, la mamá intervino primero.

- ¿Cómo así que se va?, ¿de cuándo acá tomó esa decisión?, ¿qué va a pasar con la cosecha?, no hay suficientes personas, sus hermanos son muy pequeños y su papá envejece. ¿por qué sale con eso ahora?

Desconsolada y confundida, dejando entrever su preocupación y su dolor, ella lo miraba a los ojos, esperando que diera marcha atrás a lo que había dicho, pero él permanecía en silencio, los hermanos menores lo miraban asombrados, no decían nada, estaban expectantes a la respuesta de su padre, sabían que iba a estallar en ira.

Pero contradictoriamente eso nunca sucedió, el padre solo pasaba su mano por la nuca dando pequeños masajes, la madre nuevamente intervino.

- ¿Por lo menos tengo derecho a saber de qué va a vivir allá?
- Pienso llegar a la ciudad y conseguir un trabajo, mientras tanto viviré de mis ahorros.
- Bobadas suyas, la ciudad no es como aquí, allá todo es más costoso, aquí tiene todo, no entiendo su afán de irse.
- Es una decisión que tomé.
- Insolente, ¿ahora se cree muy grandecito?
- Mañana mismo viajo
- ¿cómo?, ¿me quiere provocar un infarto?, ¿cuál es la urgencia?, ¿lo amenazaron?, ¡hágame el favor y me explica David!

La espiritualidad y la prevención de lesiones laborales

En ese momento el padre de David le toma el antebrazo a su esposa buscando cálmarla.

- Mujer, él ya quiere volar del nido, no debemos detenerlo.

Todos quedaron en silencio, asombrados, David especialmente, en su mente nunca pasó que su padre fuera a reaccionar de esa manera, el papá caminó hacia el pasillo de la casa, sacó un habano, lo encendió, se sentó en la mecedora a pensar y mirar lo poco que la noche permite ver del horizonte, no mencionó ni una palabra más, todos se fueron a dormir con tristeza en el corazón.

Al día siguiente muy temprano, David con maleta en mano salió un poco temeroso de su cuarto, su madre estaba regando las matas que colgaban del balcón, su padre seguía sentado en la mecedora, no había pasado la noche ahí, pero si madrugo a hacerlo, algo inusual para su rutina, sus hermanos menores apenas se levantaban esperando ir a desayunar, el ambiente estaba pesado, la melancolía acompañada de tensión estaba presente.

- ¿Va a desayunar?
- sí mamá, gracias

Su madre con mucha nostalgia se dirigió a la cocina, frito unos huevos, preparo café con leche, calentó unas arepas, sirvió el desayuno, todos pasaron a la mesa, David en silencio disfruto cada bocado, sabía que pasaría bastante tiempo para volver a sentir la sazón de su madre, quien lo miraba conmovida buscando que de alguna manera él desistiera de su decisión.

Terminó de desayunar, llevó los platos a la cocina, los lavó, tomó la maleta y tímidamente dijo.

- Ya me voy mamá, muchas gracias por el desayuno, estaba muy rico.

Ella no aguantó más y empezó a llorar mientras lo abrazaba.

- Dios lo bendiga hijo, no se olvide de nosotros.

Se despidió de sus hermanos quienes se llenaron de nostalgia sin poder contener las lágrimas de sus ojos, finalmente se despidió también de su padre, quien le dijo.

- Hijo, ya usted es todo un hombre, va a empezar a ser responsable de su vida al cien por ciento, Dios lo bendiga y proteja.
- Amen, gracias, papá

Salió de su casa mientras Onix, su mascota, lo seguía. Fue un momento triste para todos, especialmente para su padre, quien por su crianza y creencias estaba acostumbrado a limitar sus emociones, para él los hombres tenían que ser recios, aunque en realidad le dolía profundamente la partida de su hijo mayor, desde ya lo extrañaba, en cuestión de segundos, recordó cuando David estaba aún pequeño y un domingo llegando de la iglesia le dijo que iba a sembrar una mata de café porque él ya era grande pero en realidad no tenía fuerzas aún para enterrar la pala en la tierra, ahora ya era todo un hombre, también pensaba un poco preocupado que se había ido su mejor ayudante para recoger la cosecha, sabía que la fuerza de su cuerpo no era la misma, los años ya dejaban entrever su cansancio, pero así era la vida y su hijo tenía que volar en búsqueda de su destino.

Finalmente se alejó de la casa y a lo lejos la observó por

última vez, levantó su mano y se despidió.

Estando en el parque principal del pueblo, esperando el transporte, de un momento a otro dudó en irse, algo en lo profundo de su ser le decía que era un error, levantó entonces la maleta del suelo, dio un leve giro para retornar el camino a casa cuando escuchó la corneta anunciando que el transporte acababa de llegar frenado justo al frente de él, lo miro, miro el ticket que tenía en la mano quiso dar un leve paso para devolverse, pero en ese instante el auxiliar del bus rápidamente tomó su maleta y su ticket.

- Siga joven, le agradezco se suba rápido, vamos retrasados.

Por un instante David no supo qué hacer, se quedó parado junto a las escaleras del vehículo esperando que algo extraordinario sucediera en ese instante e impidiera subirse.

- Joven, ¿se va a subir?

Le preguntó una señora que se estaba detrás de él un poco molesta por el retraso que había tenido el bus. Sin mediar palabra llevado por las circunstancias, David se subió, buscó su asiento, se ubicó mirando por las ventanillas dándole la despedida a su pueblo natal, la emoción embargó su corazón, una lágrima rodó por su mejilla. Los pasajeros terminaron de subir, nuevamente se escuchó el sonido de la corneta mientras el bus continuaba su recorrido.

El viaje para llegar a la ciudad fue largo, duró todo el día y una buena parte de la noche, David nunca había viajado solo, la tensión y la incertidumbre aumentaron su cansancio, curiosamente cuando el bus por fin llegó a la ciudad la emoción por ver a su amada Esmeralda no estuvo presente, en lugar de ello apareció el temor por experimentar situaciones desconocidas, por ejemplo ¿dónde iba a dormir esa noche?

El bus llego al terminal de transporte, el auxiliar anuncio a todos los pasajeros que debían descender porque el recorrido había terminado, David se puso de pie, tomó su maleta del portaequipajes, lentamente se bajó, lo primero que pensó fue ¿porque el bus llegaba a un terminal y no al parque principal como lo hacía en el pueblo? eso le pareció muy novedoso, dio unos pasos, estaba admirado de ver que el terminal de transportes era enorme, estaba lleno de locales comerciales con puertas de vidrio, mucha gente por todas partes, unos de pie, otros sentados, otros corriendo afanosos, vehículos de pasajeros de diferentes tipos, maletas, casetas de venta de comida, casetas de venta de pasajes, el ambiente era muy ruidoso, no tardó en sentirse desubicado, decidió regresar al bus y pedirle consejo al ayudante que aún estaba ahí.

- Amigo, ¿usted sabe por dónde salgo de aquí y de algún lugar donde me pueda quedar esta noche, que sea económico? le agradezco me oriente.
- Aquí a tres cuadras hacia el sur, hay un pequeño hotel, no es la gran cosa, pero es económico, limpio e incluye el desayuno.

El ayudante se quedó mirando a David con cierta preocupación de paisano por verlo tan inocente en la gran ciudad, entonces le dijo.

- Muchacho aquí no es como en el pueblo que usted puede confiar en las personas, aquí en la ciudad hay mucho malandro buscando a quien robar, así que ojo, mucho ojo con su maleta, con su billetera, evite ponerse a hablar con desconocidos, usted no sabe qué intenciones puedan tener, agarre duro su maleta, camine con seguridad, sobre todo a estas altas horas de la noche, evite demostrar el miedo, esos malandros son como perros callejeros que atacan a quien le ven susto, váyase para el hotel que le digo y descanse, mañana con la luz de sol es otra cosa.

De algo sirvieron las oraciones que su mamá había hecho con tanta devoción, pensaba David, se le había aparecido el primer ángel para orientarlo, se dirigió inmediatamente hacia el hotel que le había indicado el ayudante, salió del terminal, no había avanzado muchos metros, cuando de la oscuridad salió un sujeto llevando en la mano un cuchillo enorme, puntiagudo y muy afilado.

- ¡Entrégueme la plata y el celular, no se vaya a hacer matar por eso!

David estaba aterrorizado, no sabía qué hacer, quedarse sin dinero y sin comunicación en esa gran ciudad, con frio, sin conocer a nadie, era la hecatombe, instintivamente reaccionó con la destreza que da la juventud, dio rápidamente la vuelta y corrió a toda velocidad de regreso al terminal de transporte, el delincuente corría tras de él lanzándole puñaladas que pasaban a milímetros de su humanidad, todo sucedió en cuestión de milésimas de segundos, la maleta aunque era pequeña, le estorbaba para correr, así que la arrojo al piso, el delincuente se detuvo frente a la maleta, la tomó y se la llevó.

David se detuvo unos metros más adelante, tomó varias bocanadas de aire, tratando de recuperar el aliento por el susto y la veloz carrera que acaba de hacer, miraba con tristeza como aquel sujeto se llevaba su maleta, en ella no tenía cosas de mayor valor económico, solo vestuario y elementos de aseo, pero si había cosas de valor sentimental, estaban unas viejas fotos de su familia, la biblia que le había regalado su mamá y el perfume que su papá le había dado en el último cumpleaños.

De regresó en el terminal busco nuevamente al "ángel" que lo había orientado la primera vez, pero ya no estaba, en ese instante a pesar de que el lugar estaba abarrotado de personas, David se sintió muy solo, derrotado, dudoso, pensó en regresar a su pueblo, luego de caminar un rato encontró una silla vacía, se sentó en ella, entrelazo sus manos descargándolas sobre las piernas, inclinó su cabeza, cerró los ojos por un momento como queriendo encontrar un refugio en lo profundo de su pensamiento.

Pasados unos minutos, levantó su mirada con una nueva fuerza que solo trae la juventud, se automotivo y decidió continuar con su plan, pensó por un momento en lo que iba a hacer, entonces tomó el celular y a pesar de las altas horas de la noche, llamó a su amada Esmeralda, ella era la única que podía ayudarlo en ese momento, su idea original consistía en llegarle de sorpresa a la universidad al día siguiente, pero dadas las circunstancias lo mejor que podía hacer era llamarla.

- Hola, amor mío, estoy por aquí en el terminal de transportes.
- ¿y tú qué haces aquí?
- Decidí venirme a vivir a la ciudad, no puedo estar más tiempo sin ti.
- Ah, ¿y tu finca y tu familia?
- Ellos estuvieron de acuerdo.
- No debiste venir así, tenías que haber hablado primero conmigo.
- ¿No te alegra saber que estoy aquí?

- No tenías que haber venido David.
- ¿Pero qué es lo que dices mujer?
- Tenemos que hablar, te llamaré mañana, que descanses, adiós.

En ese momento Esmeralda termino la llamada, sin darle la oportunidad a David de sustentar sus razones, menos pedirle que lo ayudara ya que se encontraba en una situación desalentadora por el robo de su maleta, intento llamarla de nuevo pero el celular sonaba apagado, David confundido y triste por la actitud de Esmeralda nuevamente sintió la realidad de la soledad, una lágrima se asomó en sus ojos. - ¿Qué le pasó a Esmeralda, no es la que conocí en el pueblo? -, se preguntaba con dolor en su corazón, tratando de encontrar alguna respuesta.

Pasaron varias horas, él seguía sentado tratando de entender lo sucedido, Esmeralda no volvió a contestar el celular, David sentía hambre, frío y cansancio físico, su cuerpo le pedía a gritos que se acostara a dormir, pero su mente seguía saturada pensando en la forma de actuar de Esmeralda, su espíritu estaba en silencio, se puso de pie y empezó a caminar por el terminal, al fin de cuentas era la primera vez que estaba en ese lugar, decidió que lo iba a conocer, le generaba admiración ver tantas casetas donde vendían comida, aunque su cuerpo sentía hambre, su estado de ánimo se lo impedía, así que solo continuó caminando, el terminal en comparación con otros era pequeño, pero para David era enorme, los pasillos eran largos, llegó a una pequeña capilla muy bonita, ingreso a ella camino hasta el atrio, se arrodillo y empezó a orar, su fe en ese momento era lo único que le quedaba para poder recargar fuerzas y superar aquella situación tan desdichada.

- Señor, no sé qué hacer, creo que me equivoque, mi madre tenía razón, no tenía por qué haber viajado arrebatadamente y llegar a esta ciudad a aventurar, Esmeralda ya no me quiere, perdóname por ser tan necio y desobediente, aunque te doy gracias porque me permitiste ver la realidad de las cosas, Esmeralda ya no es la misma, ella ha cambiado. Ahora no sé qué hacer, ¿Me regreso al pueblo?, me da vergüenza llegar a la casa de mis padres derrotado, no tengo ropa, me la robaron, protege a mi familia te lo pido -.

Luego rezó tres padrenuestros y salió de la capilla sintiéndose tranquilo, sus fuerzas fueron recargadas, continuo caminando, al rato una persona que pasaba por ahí le entrego una publicidad de un pequeño hotel que estaba también cerca, se quedó mirando y pasados unos minutos decidió que iría a hospedarse en ese hotel, salió del terminal pero antes le pidió indicaciones a un señor de una caseta para que lo orientara, luego de caminar unas pocas cuadras, encontró el hotel, en la recepción había una señora, quien amablemente le ofreció una habitación a un buen precio, ya faltaban pocas horas para amanecer, David se recostó en la cama, del cansancio que tenía se quedó dormido con la ropa puesta y la luz encendida.

Durmió hasta las 10 de la mañana, al despertar pudo percibir el mal aliento que salía de su boca, también se sentía incomodo con su ropa, estaba sucia y mal oliente, obviamente debido al viaje y la experiencia la noche anterior, sumado a esto no tenía como que afeitarse, en el hotel solo contaba con jabón, toalla y papel higiénico, se acicalo lo mejor que pudo y salió de compras, - necesito por lo menos comprar otra muda de ropa, elementos de aseo y un cargador para el celular porque ya se descargó-.

Camino un rato, regateo con varios comerciantes tratando de hacer rendir el poco dinero con el que contaba, compro lo que había planeado comprar, cuando regresó al hotel vio una cartelera de anuncios en la recepción, le causó curiosidad, la observo un rato y vio entre todos los anuncios uno que le llamó enormemente su atención, allí informaban que estaban buscando personas para trabajar como ayudante de construcción.

David tenía poca experiencia en esa rama, sabía cosas mínimas que su padre le había enseñado trabajando en la finca, entre ellas, hacer una cerca o una estructura de madera para un invernadero, mezclar cemento para construir un muro, lo pensó un rato, pero decidió llamar, necesitaba dinero, tenía muy poco, pidió prestado el teléfono en la recepción y llamo.

- Buenos días, llamo para el empleo de ayudante de construcción.
- Buenos días, claro que sí, la persona debe tener experiencia mínimo 2 años, es para el cargo de auxiliar de construcción, es un trabajo temporal, es decir dura lo que se demore en construir la obra, los pagos son semanales y se paga el salario mínimo, eso sí, con las prestaciones de ley.

David quedó confundido, no entendía qué era eso de las prestaciones de ley, no quería preguntar para no parecer ignorante, se quedó en silencio por unos pocos segundos…

- ¿Aún está en la línea?

Preguntó la voz femenina que le había contestado la llamada.

- Si, aún estoy en la línea señorita, me interesa el trabajo, ¿qué debo hacer?
- Muy bien, diríjase a la obra del edificio que están construyendo muy cerca a la alcaldía

por la misma acera, no hay pierde ya que no hay más construcciones cerca, pregunté por mí, soy Mariana.
- Muchas gracias, allí estaré lo más pronto posible.

David nuevamente había empezado a sudar, las manos le temblaban un poco por el susto, era la primera vez en su vida que llamaba a una empresa a pedir trabajo, respiró profundamente, rápidamente se dirigió a la habitación para bañarse y vestirse presentable para la entrevista.

Antes de salir, nuevamente el recuerdo de Esmeralda vino a su mente, moría de curiosidad por saber las causas del cambio tan drástico que ella tuvo, necesitaba respuestas, quería que las cosas fueran como antes.

- Si consigo el trabajo llamó a Esmeralda, seguro que ella al ver que estoy estable en la ciudad, con un nuevo trabajo, se sienta más tranquila y todo vuelva a ser como antes -.

Pensaba David, con un optimismo inocente. Estaba a punto de abrir la puerta de su cuarto cuando recordó la voz de su mamá diciendo que antes de salir debía orar primero y entregarle los planes a Dios, normalmente cuando vivía en la finca, él no necesitaba recordar esto porque su mamá siempre lo detenía en la puerta para orar con él, ahora todo era distinto, estaba solo, así que se arrodillo un instante y le pidió a Dios que lo iluminara para esa entrevista, al terminar tuvo la bella sensación de estar acompañado, la soledad había desaparecido de su corazón, sentía que Dios estaba con él.

Al llegar a la obra le llamó la atención lo ordenada que estaba, había una demarcación, un muro en láminas metálicas encerrándola de la vista del público, pasos peatonales, señalización, en definitiva, era muy diferente a lo que él pensaba y conocía, en el pueblo cualquier obra civil era muy desordenada, ni siquiera colocaban alguna señal de algo.

Ubicó la entrada, vio a un vigilante que estaba uniformado, con botas de seguridad y casco, esto le llamó aún más la atención, en su pueblo las personas que trabajan en la construcción por lo general están sin camisa, llenos de polvo, en chanclas o zapatos viejos y vigilantes no hay, tímidamente se acercó, el vigilante lo miró secamente escaneándolo con cierto aire de arrogancia.

- Buenos días, ¿qué necesita?
- Buenos días, la señorita Mariana por favor.
- La ingeniera Mariana querrá decir, ¿para que la necesita?
- Es que la ingeniera me dijo que viniera para una entrevista de trabajo.

Mirándolo de reojo, el vigilante tomó el radio teléfono, e hizo una llamada ubicando a la ingeniera, quien le autorizó el ingreso a David.

- Puede ingresar, pero primero permítame su documento de identificación y mientras lo registro, debe leer estas normas de seguridad, luego firma aquí, de ahí procede a caminar por los senderos peatonales demarcados, está prohibido salirse de esa demarcación ¿me entendió?
- Sí señor, claro que sí.

David hizo tal cual como el vigilante le había dicho, luego llegó a la oficina de la ingeniera que estaba cerrada, golpeó la puerta anunciándose con timidez.

- Adelante

La espiritualidad y la prevención de lesiones laborales

Se escuchó a la ingeniera hablar desde dentro, David lentamente abrió, se asomaban gotas de sudor en su frente, su pulso estaba acelerado, Mariana lo observó con cierto recelo, pero la humildad de David la conmovió.

- Siga, siéntese.
- Permiso, muchas gracias

David corrió la silla, se sentó, luego miró a Mariana y pesar del susto que tenía, quedó sorprendido por lo bonita que era la ingeniería, era increíble para él que una mujer tan bella y delicada estuviera trabajando en un sitio tan tosco como lo es una obra civil, su piel era trigueña, suave, su figura esbelta a pesar de estar en uniforme y sus bellos ojos de color miel.

- Permítame su hoja de vida.
- ¿mi qué?
- Su hoja de vida, necesito conocer su experiencia, sus referencias personales y familiares, saber dónde ha trabajado.
- No sabía que tenía que traer eso
- Pero señor, ese es el requisito mínimo que toda persona debe cumplir, por ahora recuérdeme su nombre.
- David
- Lo primero que uno organiza es la hoja de vida, sin ella no va a conseguir ningún trabajo.
- Si me permite puedo ir a buscar una.

Mariana estuvo tentada a descartar de plano a David para la vacante de auxiliar de obra, estaba un poco molesta, tenía mucho que hacer, este individuo le estaba haciendo perder tiempo, el procedimiento del sistema de gestión era muy

La espiritualidad y la prevención de lesiones laborales

claro, el primer filtro era la hoja de vida, pero nuevamente el corazón de Mariana se conmovió al ver a David, que para ese instante tenía la cabeza inclinada.

- Haber señor David, entonces por ahora cuénteme en qué empresas ha trabajado como auxiliar de obra, hábleme de su experiencia laboral.
- Debo ser muy sincero, Ingeniera Mariana, mi experiencia laboral es toda una vida trabajando en el campo, en la finca de mis padres.
- Pero aquí no estamos buscando personas con ese perfil, no era necesario que viniera.
- Yo sé hacer muchas cosas de construcción, era el auxiliar de mi papá, sé perfectamente cómo hacer la mezcla de cemento, levantar muros de ladrillo, fundir columnas, frisar paredes, pintar, mis manos son la mejor evidencia de lo que hablo.

David le mostró las manos a Mariana, evidentemente eran las manos de un trabajador recio, gruesas, con cayos, maltratadas por la manipulación de herramientas, fuertes, lo que demostraba que David hablaba la verdad.

- Vamos a hacer una cosa, voy primero a ponerlo a prueba, para corroborar que puede servir para el trabajo, según como le vaya en la tarde me traer la hoja de vida.

Mariana, tomó el teléfono y llamó al maestro de obra, quien llegó en un minuto a la oficina, era un sujeto corpulento, con el ceño fruncido, mal encarado, estaba sudoroso, su ropa llena de polvo miró de reojo a David.

- A sus órdenes ingeniería, ¿en qué puedo colaborarle?
- Necesito poner a prueba a este muchacho, saber si puede servir para el cargo de auxiliar de obra que tenemos vacante, eso sí, nada de trabajo en alturas o espacios confinados, solo quiero corroborar que puede hacer las cosas, me avisa como le va por favor.
- Claro que si ingeniera, con mucho gusto, venga conmigo joven.

Salieron de la Oficina, el maestro no pronunció ninguna palabra durante el recorrido, lo llevó al área de almacén, le dieron unos elementos de protección personales básicos, David se lo puso casi adivinando cómo hacerlo, en su vida había usado unos.

- Mire joven, de esta zona no puede salir, necesito que haga una mezcla de cemento, la lleve en esta carretilla a los muchachos que están colocando ladrillo allá - Señalando con el dedo el lugar - sin salirse de esta demarcación, después de eso, viene de nuevo y me frisa esta pared.
- Claro que sí, con mucho gusto señor.

Para David, hacer esas labores, era pan comido, cosas más exigentes le había tocado hacer en la finca con su padre, el maestro se retiró unos metros a supervisar otros trabajadores, de vez en cuando miraba a David, quien mientras mezclaba el cemento y la arena recordaba agradecido los regaños que su padre le había dado cuando le enseñaba estas tareas, de no haber sido estricto, simplemente él no hubiera aprendido, ahora saber estas cosas posiblemente le iban a dar dinero para sobrevivir.

David rápidamente hizo lo que el maestro le pidió y lo hizo muy bien, dejó las herramientas en orden y limpias luego de terminar la labor, respetó la señalización durante los desplazamientos, friso el muro con gran destreza, sin desperdiciar material, el maestro se acercó a él, pero en este caso la expresión de su rostro había cambiado, ya no tenía esa cara de rudeza, por el contrario, ahora se percibía un poco amable, era evidente que le había gustado la manera de trabajar de David.

- Listo joven, descanse un rato, ahora vuelvo.

Dijo el Maestro, quien luego fue a buscar a Mariana.

- Ingeniera, el muchacho trabaja bien, muy bien diría yo, además lo percibo ordenado y obediente, una que otra cosa sencilla debe corregir, pero perfectamente puede aplicar para el puesto de trabajo que tenemos vacante.
- Muchas gracias por la validación maestro.

La ingeniera hizo seguir a David y le confirmó la gran noticia.

- David, el maestro de obra me dio buenas referencias suyas, así que ahora solo es cuestión que me traiga la hoja de vida lo más pronto posible para darle la orden de servicios y vaya a realizarse los exámenes médicos de ingreso, que incluyen laboratorios, evaluación médica y otros complementarios, después de eso se continúan con las afiliaciones correspondientes a salud, pensiones y riesgos laborales, así que urgente esa hoja de

La espiritualidad y la prevención de lesiones laborales

vida.

- Como usted diga ingeniera, con mucho gusto, muchas gracias.

David no lo podía creer, tan pronto salió de la obra se despidió del tosco vigilante, quien lo único que hizo fue levantar levemente la mirada para dar a entender que lo había escuchado.

Cuando ya se había alejado un poco, David se detuvo, estaba feliz y emocionado, cerró los ojos un instante y dio gracias a Dios por esta oportunidad, en ese momento sintió hambre, era lógico que la sintiera, no había comido nada y había gastado un gran número de calorías durante la validación que le hizo el maestro, - el cuerpo también necesita alimento -, dijo para sí, vio que había una cafetería cruzando la calle, cuando ingresó en ella, percibió instantáneamente una serie de aromas que le hicieron sentirse como en casa, recordar a su familia, olía a pan recién salido del horno, también a chocolate, a caldo de carne, desde adentro de la cocina llegaba un aroma a carne asada, David estaba complacido, pidió un almuerzo corriente y se lo comió con mucho agrado.

Aunque estaba feliz en esa cafetería, sabía que no podía demorarse mucho, tenía que hacer su hoja de vida, nunca había hecho una, pero en su corazón estaba la certeza que encontraría la solución y que los exámenes médicos los iba a pasar sin ningún problema, estaba convencido de que Dios le iba a ayudar a que todo saliera bien, en ese momento David estaba alegre, agradecido con Dios, fuerte físicamente, es decir todo su ser alineado. Cuando hay equilibrio todo fluye perfectamente.

Luego de almorzar y caminar unos metros, encontró una

papelería, la encargada de atenderla era una muchacha muy diligente, quien por una módica suma le hizo una completa y presentable hoja de vida, inmediatamente regresó a la obra para entregarla a la Ingeniera Mariana, quien a su vez le dio una orden de servicios para realizarse al día siguiente la evaluación médica ocupacional y los exámenes complementarios.

De regreso al hotel y luego del gran día que había tenido, se recostó un momento y como un mal chiste, su alegría se desvaneció al recordar nuevamente a Esmeralda, era inevitable pensar en ella, no resistió las ganas, tomo su celular busco una fotografía de su amada, quería contarle toda las cosas buenas que le habían sucedido, faltó poco para que la llamara, pero sabía que tenía que proteger lo único que le quedaba, su dignidad, sabía que lo más seguro era que ella le hiciera un nuevo desplante, no quiso terminar mal el día, así que no la llamo.

Se dijo a sí mismo - Si ella quiere saber algo de mí, que me llame -, en su corazón sabía que eso no iba a suceder, recordar la mala actitud de Esmeralda era la mejor terapia para fortalecer su voluntad y dignidad - No la voy a llamar, ella tendrá que hacerlo, sino lo hace es porque lo nuestro no era real - repetía esa frase una y otra vez con la intención de convencerse, aunque no dejó de estar agobiado, se recostó nuevamente en la cama y cuando menos pensó se quedó dormido.

Al otro día muy temprano, David se dirigió a realizarse los exámenes médicos de ingreso cuyos resultados confirmaban que su estado físico y psicológico era muy bueno.

Luego en la empresa oficializaron el contrato laboral, cuya vigencia quedó hasta el día que se terminara la obra, aproximadamente 6 meses, devengando el salario mínimo, con pagos quincenales, inmediatamente lo afiliaron a la seguridad social, recibió la inducción de Seguridad y Salud en el Trabajo por parte de la ingeniería Mariana, quien le enseñó las políticas, los procedimientos y las normas de seguridad, el maestro de obra le explicó las tareas que tenía que hacer, David estuvo muy atento, sus padres le habían enseñado disciplina y obediencia.

Ese primer día se pasó relativamente lento para él, pero sabía que era de alta importancia entender la dinámica empresarial y estar bien orientado antes de iniciar labores.

En la noche regresando al hotel y teniendo la certeza de su contratación, llamó a sus padres, fue imposible no sentir nostalgia al escuchar a su madre hablar con la voz a punto de llorar, ella lo extrañaba mucho al igual que su padre, quien se esforzaba por ocultar sus sentimientos, pero David que lo conocía muy bien y percibió su amor porque le estaba recalcando las enseñanzas que le había dado, diciéndole que fuera obediente con el jefe, que se alimentara bien y evitará las malas amistades, ambos se alegraron por la buena noticia, le dieron la bendición, cuando finalizó la llamada, sintió nuevamente soledad acompañada de nostalgia, sumado a que Esmeralda ese día tampoco apareció, tenía ganas de llamarla y confrontarla, decirle que tuviera el valor de terminar la relación de frente y no simplemente desapareciendo, pero su dignidad era más fuerte.

Se recostó mirando el ventilador, - Pensar que fui tan tonto de abandonar todo por ella, mi finca, mi familia, mis costumbres, venirme por aquí a aventurar para nada, gracias a Diosito que me ha cuidado -, se decía a si mismo -, eso lo torturaba, pero por otro lado la nueva aventura que estaba viviendo, lo emocionaba, se sentía desafiado por saber hasta dónde podía llegar en la gran ciudad, él nunca había recibido

La espiritualidad y la prevención de lesiones laborales

un salario, estaba acostumbrado a recibir dinero durante la cosecha y distribuir las ganancias para reinvertirlas en la nueva siembra, gastando lo menos posible porque no todas las cosechas eran iguales, había unas buenas y otras malas, el clima influía mucho, además el precio de los productos variaban en el mercado, era difícil estipular cuanta ganancia le podía quedar, en cambio ahora cada 15 días iba a recibir la misma cantidad de dinero, empezó a hacer planes, soñaba con comprar una casa, tener familia y que ojala pudiera hacerlos realidad junto a Esmeralda.

Al día siguiente madrugó más de lo necesario, se alistó con bastante anticipación, era su primer día de trabajo, no podía ocultar su emoción, llegó temprano a la obra, buscó a su jefe inmediato, es decir el maestro de obra mal encarado que había validado su trabajo, pero no había llegado aún, nadie había llegado, solo estaba el vigilante, quien le dijo que no podía dejarlo ingresar y que tenía que esperar afuera porque faltaba media hora para el ingreso, David se sentó en el borde de la acera a esperar.

Al rato llegó el maestro de obra, le llamó la atención ver que David ya había llegado, normalmente nadie llegaba más temprano que él, el rostro del maestro ahora expresaba amabilidad, lo saludo, le autorizó el ingreso antes del horario, le dio unas instrucciones, le entregó los elementos de protección personal, la dotación y le asignó un casillero para guardar las cosas, cuando estuvo listo le asignó las tareas del día.

David empezó a trabajar diligentemente, estaba motivado, los compañeros lo observaban, entre ellos sarcásticamente se decían - así empiezan todos, ya veremos en unos días si la energía le dura tanto -, David era tímido, no se relacionaba fácilmente con los demás, mientras estaba haciendo sus labores, recordaba a su padre diciéndole que

La espiritualidad y la prevención de lesiones laborales

debía estar concentrado en lo que hacía, que para un jefe no había nada peor que un trabajador distraído y desobediente, por estas razones no hablaba mucho, en cambio los compañeros hablaban entre ellos, se hacían bromas, a cada rato el supervisor les tenía que llamar la atención para que retomarán el ritmo de trabajo, David en cambio simplemente seguía concentrado en lo suyo.

Los días pasaban y para el maestro de obra, la contratación de David había sido un acierto, cumplía con sus labores, era más eficiente que el promedio de compañeros, no tenía que llamarle la atención, usaba los elementos de protección personal, aplicaba al pie de la letra las normas y procedimientos de seguridad, pero para sus compañeros, David proyectaba una imagen menos agradable, su disciplina y eficiencia se había vuelto un indicador con el que el jefe los comparaba, esto generó molestia entre todos, especialmente a Juan quien llevaba 3 años en la empresa, él era el más popular, extrovertido y "mañoso" para trabajar, lo que él se había demorado una semana en hacer, David lo había realizado en 2 días, no porque David fuese un superhombre, sino solamente por ser disciplinado.

El maestro de obra pudo comparar, ahora miraba a Juan mal encarado, sentía que había sido burlado, debido a eso se volvió muy exigente con Juan, quien internamente desataba su furia contra David.

Esta situación era un problema originado en las creencias, David desde su infancia había sido educado bajo la regla de hacer siempre las cosas como para Dios, es decir trabajar honradamente y bien hecho, a diferencia de Juan, quien tuvo una infancia difícil en la ciudad, su familia era disfuncional, no hubo alguien que le enseñara valores, rara vez vio a su padre y cuando lo veía, estaba borracho, por cualquier razón sin justificación, golpeaba a su mamá, quien vivía resentida, él y sus hermanos pasaron por mucha necesidad, su padre se consumía el sueldo en licor, a veces ni para comer tenían, cuando esto ocurría su madre frustrada se desquitaba con ellos, los golpeaba y obligaba a salir a trabajar en lo que fuera para conseguir dinero, no podían regresar a la casa sin un peso, en varias ocasiones a Juan le toco dormir junto a la puerta con hambre y frío porque no había podido conseguir dinero y su madre le negaba la entrada, de ahí que para Juan trabajar era un castigo, lo hacía porque tenía que sobrevivir, sin el dinero del sueldo no había manera de poder alimentar a su familia, sentir algún riesgo de ser despedido por culpa de alguien, era algo que no iba a admitir.

Sin querer y sin sospechar al menos, David tenía un enemigo en el trabajo, al poco tiempo notó que solo su jefe lo saludaba de buena manera al iniciar la jornada, ninguno quería trabajar con él, sabían que, si lo hacían, ese día tendrían que ser "el doble" de productivos.

Juan, era la "voz de la discordia", se había encargado de dañar la reputación de David diciéndole a todos que por su culpa ahora tenían que trabajar más y de paso la obra terminaría más rápido aumentando el riesgo de quedarse sin empleo, lo hizo ver como una especie de infiltrado de los jefes, alguien en quien no se debe confiar.

David inocente al ver que todos eran distantes con él, pensaba que la gente de la ciudad era así en el trabajo, extrañaba a sus hermanos y a su padre, recordaba cómo se divertían hablando, contando chistes y las anécdotas del día, al terminar la jornada de arduo trabajo, todos sentían la alegría del deber cumplido.

No pasó mucho tiempo para que David se sintiera agobiado nuevamente por la soledad, no tenía amigos, no había vuelto a saber nada de Esmeralda y en el trabajo casi nadie le dirigía la palabra, de la única persona que le mostraba una sonrisa era la recepcionista del pequeño hotel donde se estaba quedando, que por cierto ya tenía que abandonar porque le salía costoso estar ahí de manera permanente, el sueldo se le iría solamente en pagar la habitación, por eso se puso en la tarea de buscar algo más económico.

Y lo consiguió, relativamente cerca de la construcción había una habitación en un inquilinato, era pequeña, de aspecto descuidado, tenía una cama con un colchón viejo y sucio, había un armario con la pintura en mal estado, el baño era compartido para 10 inquilinos, por eso tocaba madrugar más de lo necesario para evitar hacer cola y llegar tarde al trabajo, lo bueno era que no tenía que gastar dinero en transporte, caminando podía llegar a la obra, decidió tomarla en alquiler e irse a vivir allá.

La noche era el peor momento para David, se acostaba en el viejo colchón, mirando hacia el techo, buscaba acomodarse de la mejor manera, evitando los resortes dañados, cuando por fin lograba hacerlo, llegaba a su mente la imagen de la hermosa Esmeralda, - ¿que estará haciendo ella, será que me extraña? - pensaba inocente y melancólico, pero el orgullo de hombre le impedía llamarla, en realidad no era solo orgullo, había algo de temor de volver a sentir su rechazo nuevamente, la única salida era que ella llamara, pero eso no iba a suceder.

Estando en el trabajo, a pocos días de cumplir su primer mes y recibir el pago, David se disponía a terminar el turno, estaba satisfecho y orgulloso por un muro que había frisado, sentía la satisfacción del deber cumplido, le había quedado hermoso, pero cuando estaba en el vestidor cambiándose de ropa, alistándose para salir, observó que venía el maestro de obra, pero a diferencia de otros días donde su rostro se percibía amable, en esta ocasión su mirada tenía nuevamente esa expresión fuerte, de molestia, instintivamente David lo saludo mirándolo intrigado.

- Hola jefe, ¿sucede algo?
- Dígame usted.
- No entiendo, ¿qué pasa?
- Eso me pregunto yo, ¿qué le pasó hoy?, el trabajo quedó muy mal hecho, le faltan pedazos de friso a la pared, hay partes ásperas y rayadas, ¿se le olvidó trabajar?

David asombrado no podía creer lo que escuchaba, había trabajado con gran dedicación, el muro le había quedado perfecto.

- Jefe, ¿será que está mirando el muro que no es?
- lo que faltaba, que ahora me dijera distraído, vamos a ver el muro y me dice ¿quién es el distraído?

Cuando llegaron al muro, David no podía creer lo que estaba viendo, quedó atónito, efectivamente todo estaba como su jefe lo había descrito, parecía un trabajo hecho por un niño, había material en el piso, le faltaban pedazos al friso, así no lo había dejado él, alguien lo había saboteado.

- ¿Entonces dejamos ese muro así?

Sarcástica y furiosamente le recrimino el maestro.

- ¿Sabe usted cuánto cuesta ese material?, entonces antes de que no se pueda hacer nada, colóquese nuevamente su ropa de trabajo y arregle ese muro como debe ser, mañana a primera hora lo inspecciono, espero que este a las mil maravillas.

La espiritualidad y la prevención de lesiones laborales

David estaba perplejo, su cabeza daba vueltas, el sudor brotaba por su frente, era imposible dar crédito a lo que veía. El maestro de obra al ver la expresión de David sintió pesar, pudo entender sin que él le dijera una palabra, que lo sucedido no era más que un acto de desquite ocasionado por algún compañero, su expresión se suavizo, pero la orden seguía en pie.

David trabajó casi toda la noche arreglando el muro, apenas le quedaba una hora para dormir, de nada le servía irse, prefirió buscar unos sacos y descansar en el suelo junto a él, tenía que proteger su trabajo de cualquier nuevo sabotaje.

El maestro de obra fue el primero en llegar, sorprendido vio como el muro había sido perfectamente arreglado, se conmovió un poco al ver acostado y dormido a David, pero no podía permitir que los demás trabajadores vieran esa escena.

- ¡Buenos días!

David, dio un pequeño brinco al escuchar la voz de su jefe, instintivamente recogió velozmente los sacos vacíos que le habían servido de cama durante una hora.

- Buenos días jefe, ya quedó el muro arreglado y listo para ser inspeccionado.
- Si, eso veo, está perfecto, vaya al área de vestidores para que se organice e inicie la jornada.
- Si señor.

Después de esa amarga experiencia, David era el último en salir, prefería sacrificar unos minutos de su descanso con tal de proteger su trabajo, para él era muy doloroso no poder confiar en los compañeros, en su pueblo nunca nadie hubiera querido el mal para otro de esa manera, menos con el trabajo, porque este era sagrado.

Humildemente, David trataba de mejorar las relaciones con sus compañeros, saludaba a quienes pasaban cerca de él, les buscaba la mirada, uno que otro le devolvía el saludo, pero ellos solo querían que él bajara el ritmo de trabajo, cosa que no iba a hacer, la deshonestidad no hacía parte de su vocabulario.

Llegó el día de pago, al recibir su dinero, dio gracias a Dios, lo guardó cuidadosamente, no podía darse el lujo de perder ni un solo billete, por otro lado, nunca supo quién era el culpable del sabotaje, pero todos sabían que había sido Juan, nadie lo delató, cruelmente aprobaban en silencio lo que él había hecho.

Lamentablemente los sabotajes no se detuvieron, eran más sutiles pero hacían daño a la moral de David, le escondían las herramientas provocando que no terminara a tiempo la labor, él siempre cumplía con lo asignado, así le tocara trabajar hasta altas horas de la noche reponiendo el tiempo que había perdido buscándolas, le mancharon la ropa que tenía en el vestidor, cada día menos gente le respondía el saludo, estaba viviendo un acoso laboral directo por parte de sus compañeros. El corazón de David empezó a cambiar, una pequeña llama de enojo se encendía en él, igualmente seguía trabajando con gran dedicación, esa era su terapia de desahogo.

El maestro de obra observaba y entendía la situación, pero no podía hacer mayor cosa, solo llamados de atención, así que fue a buscar a David y lo llevó a la oficina.

La espiritualidad y la prevención de lesiones laborales

- David, usted es un excelente trabajador, eso ha creado celos en sus compañeros y veo que le están haciendo la vida imposible, si desea podemos gestionar con el comité de convivencia para mejorar el ambiente laboral.
- Jefe, pienso que esta situación difícilmente va a cambiar, trato de estar bien con todos, pero no consigo hacerlo, ellos quieren que baje mi nivel de trabajo, pero ese no soy yo, no sé qué hacer, soy nuevo en la ciudad y necesito seguir trabajando.
- Tranquilo muchacho, entiendo perfectamente su posición, si desea puedo hablar con un amigo que es jefe de personal de una empresa donde tiñen ropa nueva, mejor dicho, usted sabe que ahora a los jóvenes les gusta comprar pantalones rotos y desteñidos, esa empresa se encarga de hacer ese proceso, sé que están buscando un auxiliar. ¿quiere que lo recomiende?, allá el trabajo es muy distinto al de aquí, el salario es similar, pero sé que puede ganar un poco más de dinero en tiempos extras y bonificaciones. ¿le interesa?
- Claro que me interesa. Muchas gracias jefe, Dios lo bendiga.

El jefe entonces tomó el teléfono, llamó a su amigo, recomendó a David, quien al finalizar el día llevó la hoja de vida y fue contratado en su nuevo cargo de auxiliar de producción.

La tarea era relativamente sencilla, tenía que trasladar las prendas de vestir desde la bodega en unos carritos, llevarlos al inicio de la línea de producción, descargarlos allí, luego dirigirse a la salida de la línea de producción, cargar los carritos con las prendas ya procesadas y regresarlas a la bodega.

Era un trabajo sencillo pero muy importante, perfecto para David, ya que de él dependía que la línea de producción no se quedará sin prendas, entonces, entre más cantidad de prendas trasladaba mejor era para todos, a diferencia de la obra de construcción aquí todos los compañeros lo miraban con buenos ojos, debido a que todos ganaban un porcentaje por cumplimiento de metas de producción, es decir que entre más diligente y más prendas movilizara David, más sueldo ganarían todos.

David estaba feliz, terminaba la jornada laboral cansado de tanto cargar, descargar y trasladar prendas de un área a otra, pero tranquilo y alegre sintiendo la satisfacción del deber cumplido, a diferencia de la obra, en esta empresa durante los descansos se le acercaban los compañeros a saludarlo, querían conocerlo, hablar con él, su sonrisa regresó, sus ingresos mejoraron, se sentía pleno, el cambio había sido muy positivo, todos los días le daba gracias a Dios por su nuevo trabajo.

Todo marchaba de maravilla, David envió dinero y mercado a sus padres, regalos para sus hermanos, hasta que una noche al salir de su trabajo, vio a su amada Esmeralda sentada en una mesa para dos dentro de un restaurante tomada de la mano de un muchacho, David por poco no la reconoce, ella estaba diferente, se había cortado el cabello a la altura de las orejas y cambiado su color, vestía ropa muy distinta a la que utilizaba en el pueblo, ahora era una estudiante de universidad moderna y citadina, no parecía ser alguien quien hubiera vivido en el campo, de un momento a otro beso apasionadamente al muchacho, David sintió un gran dolor en su corazón al ver esa escena, pero con la resignación de entender por fin, por qué había sido rechazado por ella, se quedó mirándola por la ventana, al momento ella giró su cabeza cruzando su mirada con la de él, aterrorizada lo observó por un momento, David quiso saludarla, pero inmediatamente ella retiró su rostro, sintió temor, no por sentirse descubierta por David al verla besando a otro hombre, sino porque le daba vergüenza que él con su "pinta" de persona del campo, fuera a saludarla delante de su novio y peor aún, que se enterara que ella había tenido una relación con él.

Esa reacción fue un gran golpe para los sentimientos de David, se sintió humillado, triste, celoso, por un momento quiso ir a confrontarla, pero nuevamente ganó la dignidad y la cordura, se retiró entonces de aquel lugar, al llegar a la esquina había una tienda con un gran vidrio, mientras caminaba junto a él David observaba su reflejo, inconscientemente se empezó a comparar con el muchacho que besaba a esmeralda, quien vestía ropa de marca, utilizaba accesorios de moda, parecía adinerado, David por primera vez en su vida sintió vergüenza de su forma de vestir, de su peinado, de sus orígenes, de su humildad e incluso de su manera de hablar, algo en él cambió esa noche.

Al día siguiente, no hizo la oración matutina que solía hacer, solo se limitó a salir del inquilinato e ir a la tienda más cercana y comprar un cigarrillo, no sabía fumar, nunca lo había hecho, pero estaba decidido a cambiar y convertirse en un "joven de ciudad".

Encendió el cigarrillo, el humo lo hizo toser, pero insistió en seguir fumando, no le importaba que la gente lo viera, luego se dirigió al trabajo, tuvo un día normal, con buena producción, ese día era el último de la semana, luego de terminar el turno y antes de llegar al inquilinato, decidió detenerse otra vez en la tienda, pidió una cerveza, rápidamente se la tomo, luego pido otra, al rato otra más y así hasta que se el dueño de la tienda tuvo le dijo que no podía venderle más porque tenía que cerrar el negocio, David estaba ebrio pero aun consciente, era la primera vez que se emborrachaba solo, entonces simplemente se levantó, pagó la cuenta, camino hasta el inquilinato, al ingresar la mayoría de habitaciones estaban con la luz apagada, excepto una, la habitación de Margarita una joven que ejercía la prostitución, ella terminaba de alistarse para salir a trabajar, al escuchar que alguien ingresaba a la casa, ella miró a través de una pequeña franja de la puerta que estaba semi abierta, vio a David caminando bajo los efectos del alcohol, decidió saludarlo.

- Hola ¨veci¨, porque tan solito por ahí.

Era la primera vez que David veía a Margarita, nunca se la encontraba, debido al cruce de horarios, cuando él salía, ella llegaba y cuando él llegaba ella salía.

- Hola, no sabía que tenía vecinas tan bonitas
- uy, que galán

Margarita con picardía se acercó, ella era unos diez años mayor, lo observo detalladamente, le gustaron sus ojos, pudo percibir su inocencia, además David tenía buen cuerpo, era fuerte, contorneado, en ese instante ella tuvo un conflicto interno, su idea original era ofrecer sus servicios, pero él le había gustado mucho, así que se abstuvo.

- Debería invitarme una cerveza.
- Claro, vamos por aquí cerca y buscamos un bar, la tienda ya la cerraron.
- Seamos más prácticos ¨veci¨, vamos a una licorera, compramos las cervezas y las tomamos aquí dentro de mi habitación, tranquilo que yo no muerdo, bueno a veces

La espiritualidad y la prevención de lesiones laborales

sí.

David estaba fascinado de la sonrisa pícara de la vecina, accedió a la propuesta, compraron las cervezas, ingresaron a la habitación y pasaron la noche juntos.

A la mañana siguiente, Margarita, estaba arrepentida de haberse quedado la noche completa con él, había perdido una jornada de su trabajo por haberse dejado llevar de sus gustos e impulsos.

David se despertó, estaba feliz, había pasado una noche espectacular, no podía creerlo, se levantó de la cama, se acercó por la espalda a Margarita, quien aún estaba desnuda, ella se peinaba, la abrazo esperando ser correspondido, pero bruscamente se alejó.

- ¿qué sucede? - confundido preguntó David -.
- Que ayer no gane nada y estoy sin dinero.
- No se preocupe por eso, espéreme un momento.

David, se vistió, fue a su habitación, busco un dinero que tenía ahorrado, tomó una cantidad equivalente a un día de su salario, regresó donde Margarita y se lo entregó gustoso. Ella con cierta ternura y admiración lo recibió, le dio un beso de agradecimiento, David se sentía muy feliz, erróneamente creía que el amor había regresado a su vida representado en Margarita.

Como era día de descanso, le pidió a Margarita que lo acompañara a conocer la ciudad y de paso a divertirse un rato, ella acepto con cierto recelo, sentía un poco de culpa, - ¿será que le cuento cual es mi trabajo? -, pensaba mirándolo de reojo mientras caminaban por las calles tomados de la mano, él se sentía orgulloso con su nueva "novia" madura y agraciada.

Ese día hicieron, visitaron los lugares más representativos de la ciudad, comieron muchas cosas deliciosas durante el día, David se sentía pleno y feliz, era su primer día de descanso donde realmente sintió que había descansado, regresaron al inquilinato antes de las seis de la tarde, se despidieron con un apasionado beso, David se fue a dormir a su habitación y un par de horas más tarde, Margarita salió nuevamente maquillada a iniciar sus labores.

A la mañana siguiente, muy temprano, con la emoción de un adolescente, él se dirigió a la habitación de Margarita ilusionado en darle un beso de buenos días, tocó a la puerta, nadie abrió, era evidente que no estaba, - seguro tuvo que madrugar para ir a trabajar -, pensaba para sí mismo, siguió entonces su recorrido hacia el trabajo, Margarita llegó treinta minutos después, estaba muy agotada, había sido una noche de buenos clientes.

Ese día, David trabajó con mucha alegría, volvió a ser el mismo, la motivación había regresado, Esmeralda era solo un recuerdo, ahora en su mente estaba Margarita, ella ocupaba los titulares, estuvo de buen humor todo el día, deseoso esperaba regresar al inquilinato para saludar a quien él consideraba su "novia".

Terminó su jornada laboral, caminando de regreso a la casa vio la iglesia y decidió ingresar a rezar un rato, luego llamó a sus padres, compró una chocolatina en una tienda, al llegar de inmediato se dirigió a la habitación de Margarita, llamó a la puerta, ella aún no se había alistado para ir a trabajar, cuando abrió, David la saludo con emoción sus ojos "brillaban", le entregó la chocolatina, ella la recibió esforzándose por no demostrar su incomodidad por sentirse confrontada de ocultar su verdadera identidad, pero por temor a ser rechazada siguió fingiendo, él le gustaba mucho, por un pequeño instante pensó en rechazar el regalo y contarle la verdad, pero hacía tanto tiempo que ningún hombre era especial con ella, que no quiso dañar el momento.

- Que lindo eres David, gracias por esa chocolatina.
- Con mucho amor, espero te guste, ¿quieres ir a dar una vuelta?
- No, hoy no, estoy muy cansada, debo madrugar al trabajo.
- Lo entiendo, me iré a descansar también, hasta mañana hermosa
- Hasta mañana consentido mío.

Se besaron y despidieron, más tarde ya arreglada, Margarita con sigilo salió de su habitación a ejercer su labor.

La rutina se repetía día a día, eventualmente Margarita decidió que una de las noches de la semana se la dedicaría a David, quien inocente de la realidad, se enamoraba cada día más, ella pensó en varias ocasiones terminar las cosas, el amor estaba negado para una persona como ella, pero David generaba en ella tanta ternura que solo fue cuestión de poco tiempo para que el amor empezará a surgir.

En el trabajo las cosas marchaban muy bien para David, era muy buen trabajador, cumplidor de las normas, muy productivo, los directivos de la empresa lo miraban con muy buenos ojos.

El operario de la caldera que llevaba muchos años trabajando iba a pensionarse dentro de muy poco, así que la empresa anunció la vacante, necesitaba buscar urgente su reemplazo, era una labor de gran responsabilidad, a David le llamó la atención, era un cargo mejor remunerado, habló con el jefe de gestión humana de su intención de aspirar a esa vacante.

El jefe lo pensó, revisó la hoja de vida de David, su historial de trabajo, su comportamiento en la empresa, pero el cargo requería conocimientos y experiencia en la operación de la caldera, aunque teniendo en cuenta el buen desempeño laboral de David, el jefe de gestión humana considero llevar a comité su hoja de vida, luego de una extensa reunión decidieron darle la oportunidad a David y formarlo como auxiliar de caldera, su jefe inmediato sería el trabajador que pronto se pensionaria, consideraron que al hacerlo de esa manera el conocimiento se iba a transmitir de una mejor forma y se continuaría ejerciendo la operación de la caldera como lo había hecho por muchos años el trabajador que se iba a pensionar, iniciaron entonces el proceso de formación e inducción de manera disciplinada.

David tuvo que aprender muchas cosas nuevas, entre ellas; buenas prácticas de manufactura, actuación en condiciones de emergencia, protocolos, procedimientos y reglamentos para la operación de calderas, conversión de unidades de presión, estados y cambios que ocurren durante el funcionamiento de la caldera, normas de Seguridad y Salud en el Trabajo, procedimientos de limpieza, primeros auxilios, procedimiento para usar y trabajar con sustancias peligrosas, limpieza de bombas, prensas, cañerías, válvulas de seguridad, en definitiva el nuevo cargo era totalmente diferente a lo que él hacía, la oportunidad que le estaban brindando en la empresa era única, David se dedicó a aprender todo lo que le enseñaban, era muy disciplinado en sus estudios, en su práctica, recibía de buena manera la retroalimentación que le hacían.

La espiritualidad y la prevención de lesiones laborales

Debido a que ese tiempo de aprendizaje fue exigente, llegaba más tarde de lo normal al inquilinato y ocasionalmente podía verse con Margarita, ella simulaba ser muy comprensiva y lo animaba a que siguiera disciplinado, la realidad era que para ella, no tenerlo cerca era una gran ventaja, podía seguir desarrollando su vida y sus labores con libertad, en lo profundo de su corazón ella quería que David se aburriera y la dejará, no quería hacerle daño, pero por otra parte no quería perderlo, no podía sacar de su vida a ese hombre que tanto le gustaba.

David empezó un periodo de prueba en sus nuevas tareas, todo el tiempo bajo supervisión, al principio fue difícil, especialmente por el control de las altas temperaturas y presiones de la caldera, en varias ocasiones cometió algunos errores, pero con el paso de los días su destreza mejoró considerablemente, el veterano compañero entregaba unos reportes muy favorables de su desempeño, los jefes estaban contentos con él, aplicaba estrictamente los procedimientos y normas de seguridad, estaba siempre atento a los mandos y testigos, sorteaba con técnica los inconvenientes identificando y controlando los peligros de forma acertada y oportuna.

En el aspecto emocional estaba feliz, tranquilo, sentía la paz que trae el deber cumplido, con Margarita las cosas iban bien, salían ocasionalmente, disfrutaban estar juntos las pocas horas que podían, para ella era perfecto, a nivel espiritual era un poco distinto, David estaba alejado de sus creencias religiosas, ocasionalmente hacia alguna oración o iba a misa, aunque las cosas estaban marchando bien y su salud física era perfecta, eventualmente tenía una sensación de vacío, de soledad inexplicable.

Llegó el día de asumir el cargo, el compañero salió pensionado, David tenía un poco de nervios, pero ya tenía la

La espiritualidad y la prevención de lesiones laborales

destreza, los conocimientos y la formación necesaria para operar de manera segura la caldera, aquella sensación de inseguridad que suele acompañar a las personas mientras inician un proyecto nuevo, le duró solo unos pocos días, todo marchaba sobre ruedas para David.

El incremento salarial fue significativo, decidió que sería bueno ir a visitar a sus padres un fin de semana festivo, compró regalos para su mamá, su papá y sus hermanos, le dijo a Margarita que lo acompañara, ella obviamente le dijo que no, la excusa que utilizó fue decir que su madre llegaría a visitarla a la ciudad, la realidad era que en el burdel donde trabajaba difícilmente le daban un permiso para faltar todo el fin de semana.

A David le hubiera encantado conocer a la "suegra", pero sería en otra ocasión ya que el tiempo libre era reducido, entonces resignado viajo solo, durante el recorrido en el bus se sintió extraño al observar los paisajes que hacía tanto no veía, al llegar al pueblo tuvo una sensación rara, todo seguía igual, los mismos ayudantes del conductor bajando las maletas, la misma señora que vendía los tiquetes, los mismos vendedores ambulantes, las casas al rededor del parque iguales, las calles en cierta manera le parecieron monótonas, ya se había acostumbrado al agite y el bullicio de la ciudad, pero la paz que se sintió fue terapéutica, respiro profundamente, el aire era puro, en ese punto se dio cuenta lo contaminada que estaba la ciudad, tomo su maleta, saludo a unos viejos amigos que estaban en la esquina del parque, en ese momento sonaron las campanas de la iglesia, tomo su sonido como un llamado de Dios para que lo saludara, así que fue, se ubicó en las primeras bancas, hizo una reverencia y dijo una pequeña oración de agradecimiento, su corazón se llenó de alegría y paz, reconoció que había estado desorganizado con su alimento espiritual, al salir vio que venía el transporte Inter veredal, con un chiflido lo llamo, el

La espiritualidad y la prevención de lesiones laborales

conductor se detuvo y lo recogió.

Luego de un recorrido bastante sacudido debido al terreno destapado, a lo lejos pudo ver la casa donde había pasado su niñez, salía humo de la pequeña chimenea, supo por la hora que era, que su mamá estaba cocinando las deliciosas arepas de maíz pelado que tanto le gustaban, sus familiares no sabían que él iba a visitarlos, era una sorpresa, al bajar del transporte su corazón empezó a palpitar fuertemente, la emoción era enorme, el primero en reconocerlo a la distancia fue su fiel amigo Onix, quien ladraba mientras corría eufóricamente por el sendero que conducía de la casa a la carretera principal, su madre al sentir la reacción de Onix se llenó de curiosidad, salió de la cocina a mirar las razones de los ladridos, en ese momento reconoció la silueta de David y dio un grito de emoción.

- ¡Llegó David!, ¡miren ahí está David!

Dejó caer un viejo trapo que tenía en las manos y que utilizaba para agarrar las ollas calientes de la cocina, salió al encuentro con su amado hijo, mientras eso pasaba, Onix llegaba al destino, saltaba de la emoción, olfateaba a David como queriendo confirmar que efectivamente era él, se movía graciosamente, en ese momento llegó su madre a recibirlo, se dieron un profundo abrazo.

- "mijo" ¿porque no avisó que venía? hubiera preparado un almuerzo especial.
- Mamá, mi mejor alimento es verla saludable y feliz, quería darles una sorpresa, ¿cómo están las cosas por aquí?
- Bien hijo gracias a Dios, las cosechas han sido buenas, su papá sigue siendo un roble, trabaja con gran entusiasmo.
- Me alegra mucho escucharla decir eso.

- ¿Y usted cómo está hijo?
- Muy bien mamá, muy bien, el trabajo es fuerte, pero estoy ganando mejor que antes.

En ese momento descargo la maleta y sacó un pequeño paquete.

- Le traje este regalo, espero le guste.

Ella con gran emoción, abrió el regalo y era un vestido.

- Gracias, está bellísimo, vamos para la casa quiero probármelo.
- Qué bueno que le haya gustado. Vamos

Ingresaron a la casa, saludó afectuosamente a sus hermanos y a lo lejos vio que su padre venía de labrar la tierra, caminaba por uno de los tantos senderos existentes en la finca, llevaba las herramientas al hombro y en una mano cargaba un saco a medio llenar con legumbres que había recogido, los ojos de su padre brillaron de alegría al ver a su hijo, pero se limitó solamente en mostrar una leve sonrisa, sus crianza y creencias como hombre recio del campo, lo mantenía al margen para expresar sus emociones.

- Hola, hijo me alegra verlo, me hubiera avisado que venía para haber matado una gallina y hecho un sancocho.
- Hola, quería darles una sorpresa, papá estoy muy feliz de verlo fuerte y productivo.

En ese instante David se abalanzó sobre él, lo abrazó, sacó de la maleta el regalo que le traía, eran un par de botas especiales para el trabajo en el campo, su padre no pudo contener la emoción, sus ojos se humedecieron, no podía creer que estaba recibiendo esas botas tan bellas conseguidas con el sudor y trabajo de su hijo.

- Están muy bonitas David, gracias, Dios le multiplique, se ve que son de las buenas.
- Espero que le sirvan mucho.
- Claro que sí, las voy a utilizar mucho, las necesito, vamos a tomar café hijo.

Ingresaron todos a la casa, tomaron café, contaron gratas historias vividas durante ese tiempo de ausencia, ese día fue muy especial, David colaboró un rato con la siembra, decidieron hacer el sancocho de gallina, almorzaron tarde, pero eso no importaba, la ocasión lo ameritaba, al finalizar el día se sentaron en el balcón, tomaron agua de panela con pan y queso, hablaron hasta que la neblina cubrió el horizonte.

Así pasó todo el fin de semana, recordando momentos de la infancia, ayudando a los quehaceres del hogar y la finca, hacer esa visita fue de gran provecho para David.

Le dio bastante sentimiento viajar de regreso y dejar nuevamente a su familia, los percibía vulnerables, aunque su papá aún era fuerte, los años dejaban su huella, quedó el compromiso de llevar a Margarita para que ellos la conocieran, estaban agradecidos con ella, había sido un apoyo enorme para su hijo en momentos difíciles, con Esmeralda estaban muy molestos y no era para menos.

Llegó al inquilinato en horas de la tarde, encontró a su amada Margarita durmiendo, cansada porque la jornada de trabajo había sido extensa, él le entregó un detalle que le había traído de la finca sumado a los saludos enviados por sus padres, ella incómoda los acepto, pensaba para que la situación se le estaba saliendo de las manos con David, lo que menos esperaba era ser una ama de casa, no tenía la moral ni las ganas para eso, pero tampoco iba a ser tan tonta de no recibir lo que David le estaba regalando, ella quería que el tiempo acabará las cosas sin ella hacer nada, esa actitud era la que precisamente hacía que la relación siguiera creciendo y creando más lazos emocionales.

David regresó con más ánimo a trabajar, haber ido de viaje a su pueblo, ver a sus padres y hermanos lo había recargado de buena energía, aunque seguía siendo el muchacho tímido, la relación con la mayoría de compañeros de trabajo era cada día mejor, pero sin pensarlo había despertado la envidia en Jhon, el operario de la máquina lavadora, él pensó que sería el reemplazo del operador de la caldera cuando saliera pensionado, Jhon siempre quiso estar en ese puesto de trabajo aunque la diferencia de salario no era mucha, pero en la empresa ser el operario de caldera tenía un buen prestigio y sentía que David le había robado esa oportunidad.

Por otra parte, como David ahora ganaba un poco más de dinero, decidió que era hora de cambiar de vivienda, dejar el acosado inquilinato y buscar un pequeño apartamento, algo que le permitiera mayor comodidad, pronto encontró uno en un barrio popular; había un parque cerca, cancha de futbol, los vecinos se percibían amables, tenía una habitación, cocina, lavadero, baño, una pequeña salita y un diminuto balcón, pero era perfecto, así que lo alquiló, compró una cama doble, unas prácticas sillas de plástico y una mesita, algunos utensilios para la cocina, una pequeña pero eficiente nevera y un pequeño televisor, todos sus ahorros los invirtió en dotarlo, se sentó un momento en la cama e hizo una oración de agradecimiento a Dios por las bendiciones que le estaba dando.

Los días pasaban rutinariamente, haciendo que fuese inevitable que empezara a sentir nuevamente la amarga soledad cuando llegaba a su apartamento, Margarita ocasionalmente iba a visitarlo y una que otra noche se quedaba con él.

David empezó a contemplar la posibilidad de que Margarita se viniera a vivir permanentemente con él, así que la llamó y la invitó a cenar.

- Amor, ¿qué opinas de vivir juntos?, tengo este apartamento, es pequeño pero cómodo, creo que es perfecto para los dos -

Ella abrió los ojos, en extremo sorprendida, e inmediatamente contestó;

- ¡No!, ¡eso, nunca!
- ¿Pero amor porque tan radical?
- No me veo como una ama de casa, no son mis planes
- No le estoy diciendo que abandone el trabajo, mi intención es dar un paso más allá en nuestra relación ¿cuáles son sus planes entonces?
- Seguir como estamos, el tiempo que sea necesario.
- Pues ya han pasado varios meses estando juntos, creo que nos podemos entender en la convivencia, de ahí mi propuesta.
- Le repito David, mi respuesta es No, eso nunca sucederá, por favor no vuelva jamás a pedirme eso, hablamos luego, debo regresar a mi casa.
- Yo la llevo
- No es necesario, me voy en un taxi.

Tomó el taxi y mientras se alejaba, David desconcertado

la observaba, no podía entender su reacción.

A partir de ese día ella empezó a cambiar con él, dejó de ser cariñosa, colocó un muro de hielo, aunque le contestaba el teléfono y le permitía visitas, ella parecía otra, David estaba muy confundido, creía que era algo temporal que pronto le pasaría, - tal vez las mujeres de la ciudad son así - pensaba buscando una respuesta.

Llego el fin de semana, terminaba la jornada laboral, los trabajadores estaban agotados pero contentos del deber cumplido, la producción había superado las metas, traduciéndose en mayor pago para todos, Jhon decidió celebrar esa buena semana, se dirigió a un burdel de la zona rosa de la ciudad, estando allí vio a una hermosa mujer.

- Hola hermosa, ¿cómo te llamas?
- Hola galán, me puede decir "Margaret",
- Margaret, que nombre tan sexi
- ¿Está haciendo sed?, invíteme un trago.
- Claro que sí, lo que quiera.

Tomaron una cerveza y luego un trago de aguardiente, no pasó mucho tiempo para acordar un precio e irse a la cama.

Jhon quedó encantado con "Margaret", así que a la semana siguiente regresó al burdel, nuevamente estuvo con ella y el otro fin de semana también, le gustó tanto que continuo yendo los fines de semana que podía, incluso hubo ocasiones en que iba dos veces a la semana, gastaba buena parta de su salario en ella.

- Hoy lo siento estresado Jhon, le puedo dar un buen precio para un delicioso masaje.
- "Margaret", usted parece psicóloga, efectivamente hoy fue un mal día, hay un

tipo que me cae muy mal en el trabajo, no sé qué le ven los jefes, era nuevo y lo promovieron rápidamente, en cambio a mí, que llevo diez años trabajando en esa empresa no me promueven, me fastidia verlo con su cara de "yo no fui", dándoselas de muy profesional y muy cumplidor de procedimientos.

- No se amargue el rato por eso, no piense en ese tonto, mejor tomémonos un trago y vamos al masaje.
- Tiene razón, ¿qué haría yo sin usted?, qué suerte tengo de haberla encontrado.

Jhon y "Margaret", hicieron una relación de "amistad" cómo se puede llegar a tener en este tipo de negocios.

Por otra parte, Margarita nunca volvió a ser la misma con David, pero tampoco cortó la relación con él, quien a su vez seguía siendo especial y se esforzaba por volver a la normalidad con ella.

Por esas cosas del destino, como si este quisiera confabularse contra David, un día él iba tomado de la mano con Margarita caminando por un parque, a lo lejos venía Jhon, ella reconoció inmediatamente a su buen cliente, asustada de que la desenmascarará cambió bruscamente la ruta.

- ¿Qué sucede?

preguntó David, inquieto

- Nada sucede, solo que por este lado es mejor
- Bueno

La espiritualidad y la prevención de lesiones laborales

Lo que no imagino Margarita, era que Jhon la había reconocido y la vio perfectamente tomada de la mano con David - vaya, vaya, estos dos están como raros, ¿Por qué Margaret tiene que esconderse de mí?, aquí "hay gato encerrado" - pensó Jhon con suspicacia, al otro día en el trabajo con una falsa cortesía se acercó a David.

- Buenos días
- Buenos días Jhon, ¿qué se le ofrece?, ¿en qué puedo colaborarle?
- Solo estoy saludando a un compañero de trabajo
- Muchas gracias, ¿cómo está todo?
- Muy bien la verdad, contento por la buena producción
- Es verdad a todos nos beneficia que aumente la producción
- Ayer lo vi por el parque, iba bien acompañado
- ¿me vio?, me hubiera saludado.
- Pensé en hacerlo, pero en ese momento cambiaron de acera y tomaron otra ruta.
- Ah sí, es que mi novia quiso ir a otra parte
- ¿Su novia, era con quién iba?
- Si, iba con ella
- Se ve muy bonita
- La verdad que lo es
- ¿y cómo van las cosas con ella?
- Pues no también como quisiera, pero ahí vamos.
- ¿Y eso, que les falta para estar bien?
- Que ella decida irse a vivir conmigo

Jhon por un momento sintió pesar por David, pero a la vez una mórbida alegría de saber que de alguna manera se

La espiritualidad y la prevención de lesiones laborales

estaba desquitando con él al estar acostándose con su novia.

- ¿Su novia en que trabaja, que hace? - preguntó Jhon con doble intención.
- Trabaja en una empresa
- Que juiciosa ella
- Si mucho, incluso los fines de semana debe hacer turnos dobles
- Que "pecado" con ella, le toca duro, pero bueno, hay que buscar el dinero como sea.

Realizando un gran esfuerzo por no reírse en la cara de David, Jhon se despidió rápidamente y se dirigió a su puesto de trabajo. - De las cosas que uno se entera. - Dijo para sí mismo, a los pocos días regresó Jhon al burdel y contrató nuevamente a "Margaret".

- Hola Mujersota, que bella estas hoy

Margarita pudo sentir el tono sarcástico con él que Jhon le hablaba

- Hola Jhon, usted como siempre tan coqueto
- El otro día la vi en el parque, iba muy contenta tomada de la mano de un sujeto. Pensé en saludarla, pero ustedes cambiaron la ruta en ese momento.
- ¿cuándo me vio?, no era yo seguramente, me confundió con otra.
- Si claro, no era usted.

En ese instante Jhon soltó una carcajada, que hizo estremecer a Margarita, ella estaba lejos de pensar que él conocía a David y menos que trabajaran juntos, así que cambió el tema de conversación para darle fin a eso, al fin y al cabo, no tenía por qué darle explicaciones de su vida personal a ningún cliente.

- Está muy alegre hoy, mejor invíteme algo de tomar y vamos a consentirnos.
- Pida lo que quiera.

La mirada y la actitud de Jhon cambiaron esa noche, mantuvo todo el tiempo una sonrisa sardónica que tenía inquieta a Margarita.

4 RECAPITULANDO

Hasta este punto se puede identificar cómo los cambios realizados por David empiezan a afectar su vida; pasó de ser un joven que vivía en el campo, con tradiciones conservadoras, donde recibía amor y disciplina por parte de su familia, quienes con esfuerzo lo educaron, le enseñaron valores, le dieron alimento, vestido, pero sobre todo amor, a ser un joven independiente y experimentar sentimientos negativos como la soledad, la traición, la humillación, pero también experimentar situaciones positivas, como el logro de objetivos laborales, consecución de su propia vivienda y amor de pareja.

La vida de David empezó a dar un giro, cuando toma la decisión de dejar la vida que conoce para ir detrás del amor de la mujer que amaba, lamentablemente ella al experimentar una nueva forma de vida, cambió su perspectiva y objetivos, David no estaba en ellos recibiendo su rechazo, en ese momento su mundo se desmoronó, afectando sus emociones, la salud de su cuerpo y sus creencias

El aspecto positivo, es que pudo superar su mal

momento, en buena parte gracias a sus valores y creencias, puesto que David estaba deseoso de aprender y progresar, desde su crianza había sido enseñado para trabajar con calidad.

Lamentablemente a causa de las experiencias que ha tenido en la ciudad, está dejando a un lado su espiritualidad, afectado sus valores personales, desencadenando así una serie de sucesos que lo llevaron a encontrar "el amor" en la persona equivocada, lo que sin lugar a duda va a desencadenar una bomba de consecuencias que afectarán todo su ser.

5 ENFRENTANDO LA REALIDAD

Luego de varios días, Jhon continuaba inquieto analizando a David mientras trabajaba en la caldera con gran diligencia, - ¿Será que de verdad este tipo no sabe que su mujer es una prostituta?

Durante esa semana Jhon estuvo muy cercano a David, quería ganar su confianza y saber a ciencia cierta la realidad de las cosas, se ubicaba junto a él a la hora de almorzar, le hablaba de fútbol, le contaba chistes, se comportaba como el mejor amigo, por su parte David estaba sorprendido por la actitud de Jhon, él siempre había sido muy distante, pero esa nueva "amistad" la estaba recibiendo con aprecio.

Por su parte Jhon cada vez que podía con sutileza quería saber un poco más de la relación con Margarita preguntando ¿dónde se habían conocido?, ¿cómo se llevaban?, ¿si tenían buena confianza?, al escuchar las respuestas pudo concluir que efectivamente David no tenía idea en qué trabajaba su mujer, así que hizo un plan para que él se enterara, no con el objetivo de proteger a su nuevo "amigo" sino de desquitarse de una vez por todas de él por haberle quitado la oportunidad de trabajar como operario de caldera.

Llegó el último día de trabajo de la semana, al terminar el turno Jhon se acercó a David.

- Hola, ¿qué va a hacer hoy?
- Nada, me voy para la casa a ver televisión y dormir.
- acompáñeme a un sitio.
- ¿a dónde?
- No pregunte y acompáñeme, tranquilo que la va a pasar bien.
- ¿A tomar?
- Pues si quiere nos tomamos unos buenos tragos.
- No sé, no tengo ganas de emborracharme
- Pues no tomamos entonces solo dos cervezas y ya.
- ¿Pero a dónde quiere que lo acompañe?
- Usted relájese, yo se que le va a gustar, vamos - Se dejaba entrever en Jhon nuevamente la sonrisa sardónica.
- Bueno, vamos a ver cuál es el misterio suyo.
- Tranquilo que allá la va a pasar de lo mejor - Con hipocresía Jhon miraba a David.

Jhon había planeado muy bien las cosas, había llamado previamente al burdel a confirmar que Margarita ó "Margaret" estuviera esa noche ahí.

Se encontraban a pocos pasos de la puerta del burdel, David inquieto se detuvo y le preguntó a Jhon.

- ¿Esto es un burdel?
- ¡Claro!, ¿se le hace familiar? - sarcásticamente le preguntaba.

- No, para nada, por el contrario, nunca he ido a ninguno y la verdad no me llama la atención hacerlo.
- ¿No ha ido nunca a ninguno?, ¿enserio?, ósea, ¿usted nunca se ha acostado con una prostituta? - sorprendido y burlón le preguntaba.
- No, nunca me he acostado con una prostituta, no lo considero correcto, mejor me voy.
- Espere, tranquilo, acompáñeme, solo para que conozca, no tiene que acostarse con nadie, solo mira y ya. - Insistentemente Jhon trataba de convencerlo, sabía que si lo dejaba ir difícilmente él volvería a acompañarlo, además su intriga por ver el rostro de David cuando se enterara de la verdad era enorme, Jhon quería hacerlo sentir mal y desahogar de esa manera la frustración y la envidia que le tenía - Entremos un rato y nos vamos, ¿listo? -.
- Está bien, solo por acompañarlo.
- ¡Esa es la actitud!, entremos.

Para ingresar tenían que caminar por un pasillo largo al que una bombilla de color rojo lo alumbraba, llegaron a una especie de recepción, había dos mujeres vestidas sensualmente, se les acercaron.

- Hola, ¿porque tan solitos?, bienvenidos
- Hola hermosa, por eso vinimos a buscar compañía, - respondió Jhon.
- Llegaron al lugar correcto, sigan.

Una de las mujeres los acompañó ubicándolos en una mesa.

La espiritualidad y la prevención de lesiones laborales

- ¿Qué desean tomar?
- Tráiganos un litro de aguardiente, mamasota - dijo Jhon.

David estaba atónito, sorprendido de ver a las mujeres de la entrada casi desnudas.

- ¿Qué tal, ah?, - Le preguntó Jhon a David, tratando de captar su atención y sacarlo de su asombro.
- Si, bonitas – tenia su rostro sonrojado.

Jhon soltó una carcajada al ver la inocencia de David, en ese momento llegó la sensual mesera, le sirvió a cada uno una copa de aguardiente y colocó una taza con trozos de limón y una botella de agua al lado.

- ¡Salud!, dijo Jhon, mientras levantaba la copa y tomaba un gran sorbo.

Por un instante, Jhon se arrepintió, - la culpa es de los jefes que lo escogieron a él para el puesto y no a mí, este tipo es bien -, pensó por un breve momento, quiso irse, pero algo oscuro en él lo detenía y empujaba a continuar con el plan, pudo más el rencor que la razón, se justificaba a sí mismo diciendo que no era justo que David estuviera engañado sin saber a qué se dedicaba su novia, pero la verdadera intención no era piedad, sino crueldad.

- ¡Tómese un trago ¡
- Está bien, se lo recibo. - David tomó la copa y bebió lentamente.
- ¡Mesera!
- ¿Qué desea?
- Quiero un espectáculo privado para esta

mesa
- Claro que sí, ¿alguna en particular?
- Si, dígale a Margaret que Jhon está aquí, soy su consentido.
- Por supuesto, ya le digo.
- Gracias, mamasota divina.

David inquieto recalcó,

- Jhon, le dije que no voy a acostarme con ninguna prostituta.
- No se afane, primero solo pedí un pequeño espectáculo privado para la mesa, segundo esa mujer que pedí es para mí, me encanta, tomé otro trago mejor.

Jhon sirvió una ronda de tragos más, en ese punto le dieron nervios, así que bebió el suyo de un solo sorbo y David muy despacio saboreaba el de él, mientras lo hacía, en medio de la luz tenue, pudo distinguir la silueta de una bella mujer que se acercaba a Jhon, cuando por fin llegó sus ojos no daban crédito a lo que observaban, era Margarita, su amada Margarita, vestida con atuendos sensuales pero vulgares, ella por su parte, había centrado la atención en Jhon acercándosele por un costado con la intención de sorprender a su mejor cliente sin fijarse que justo en la silla de al lado estaba David, apoyó su busto sensualmente sobre el hombro de Jhon.

- Hola hermoso, te estaba extrañando, que delicia verte -

Acto seguido levantó la mirada, quedó congelada de la impresión al reconocer a David en la silla del lado, él mirándola con rabia y dolor.

- ¡Margarita!, ¿qué está haciendo aquí?
- ¡David! - atónita lo miraba esperando que fuera mentira lo que estaba sucediendo.
- ¿Este es su dichoso trabajo de fines de semana?

En ese instante, el dueño del burdel junto con dos guardias de seguridad al percibir la situación que sucedía, inmediatamente se acercaron a la mesa con caras de no muy buenos amigos.

- ¿Qué pasa aquí? - preguntó el dueño
- Que esta es mi mujer y no tiene por qué estar aquí
- A mí no me importa si ella es su mujer, si ustedes son novios, esposos o amantes, lo único que me importa es que no me dañe el negocio, así que lárguese.
- Me voy, hasta que ella me explique.
- ¡Que se largue!, me hace perder dinero, las peleas de novios en la casa, ¡aquí no!
- ¡Margarita vamos para la casa!
- ¿Este imbécil que dijo?, ¿me la llevo y ya?, ella se queda, tiene que seguir trabajando.

En ese instante el dueño del burdel les hizo una señal a los guardias de seguridad, para que sacaran a David, inmediatamente lo sometieron y entre forcejeos empezaron a sacarlo del lugar, él frustrado trataba de resistirse, quería escuchar las explicaciones de Margarita, pero lo único que logró fue ser golpeado fuertemente y ser lanzado por la puerta hacia la calle, estando en el suelo las lagrimas llenaron sus ojos y en medio del dolor físico y dolor emocional escuchó la voz amenazante de un guarda advirtiéndole que no volviera nunca por ese lugar.

La espiritualidad y la prevención de lesiones laborales

Jhon quedo inmóvil en la silla, irónicamente la sonrisa sardónica le duró muy poco, pudo ver como el corazón de David se destrozaba ante la escena que él había planeado, sumado a ello lo fuerte que lo había golpeado, todo eso lo hizo sentir miserable.

Por otro lado, Margarita, trataba de contener el llanto, quiso seguir a David para pedirle perdón, pensó en ese instante dejar de un lado la vida que llevaba, supo que había perdido a alguien muy importante, de ahí el sabio refrán que cita, "nadie sabe lo que tiene, hasta que lo pierde". Al levantarse y dar unos pasos tras de él dueño del burdel la agarró fuertemente del brazo y le dijo;

- Haber Margarita, ¿para dónde va?, siga atendiendo a los clientes, necesito producir dinero.

La empujo fuertemente contra la silla junto a Jhon, quien instintivamente le paso un brazo por encima de los hombros, queriendo consolarla, ella no lograba contener sus lágrimas, ella inmediatamente lo rechazo.

- ¡Usted es un desgraciado!, usted planeo todo esto.

El dueño del burdel al ver la reacción de Margarita hacia el cliente, fuertemente la tomo del brazo y a empujones se la entregó a los guardas.

- Tranquilo hermano, voy a cambiarle la muchacha por una que no le dé problemas

En ese momento hizo una seña a uno de sus colaboradores, quien diligentemente se llevaron a Margarita y le acercaron una nueva mujer, que de inmediato procedió a acariciarlo.

Margarita fue llevada a un cuarto escondido en el interior del negocio, allá el dueño del burdel iracundo le dio varias cachetadas, reventando sus labios.

- Espero que esta escenita no se vuelva a repetir, por el bien suyo y el bien de su noviecito, ¿está claro?
- sí señor

Margarita, con mucho miedo, dolor físico y dolor emocional, trataba de controlar su llanto, sabía que su jefe hablaba muy enserio, era un sujeto peligroso.

Mientras tanto Jhon tomó un gran sorbo de aguardiente, estaba afectado por la culpa, estuvo en el lugar un rato más, en parte queriendo disimular su culpa con lo ocurrido, los vigilantes del lugar lo observaban con cautela, termino la botella y se fue.

David estaba destrozado, se sentía humillado, estúpido, no podía creer que su amada margarita era en realidad una prostituta, lo que más lo azotaba era pensar que ella se había acostado quien sabe cuántas veces con su compañero de trabajo y quien sabe con cuantos hombres - Definitivamente no hay felicidad completa - repetía David desconsolado mientras caminaba por la calle hacia su casa.

El fin de semana fue horrible, una lenta agonía destrozaba su corazón, Margarita fue a buscarlo al terminar su turno y varias veces el resto del fin de semana, pero él nunca abrió, no contesto nada, pensó entonces que tal vez él se había ido para el pueblo, la realidad de las cosas es que David siempre estuvo ahí en su apartamento, pero no quería saber nada de nada, no comió, no contestó el celular, no abrió la puerta a nadie, permaneció acostado en su cama mirando hacia la puerta, pensaba en todas las excusas que Margarita le daba para no salir los fines de semana ó en las noches, entre más "cabos" ataba, más estúpido se sentía, el tiempo en ese fin de semana paso muy lento, fue una tortura emocional incrementada por el dolor físico a causa de la fuerte golpiza.

Llegó el lunes, por un momento David consideró la posibilidad de no regresar a su trabajo, no quería verle la cara a Jhon, no quería hablar de ese tema con nadie, no iba a permitir que se burlaran de su situación, estaba Inmóvil sentado en una silla, de un momento a otro solo se levantó y se dirigió al trabajo, cuando llegó varios compañeros notaron su cambio, estaba sin afeitar, ojeroso, con su rostro lleno de moretones, no saludo a nadie, su mirada era plana, no mostraba sentimiento alguno, caminó hacia su puesto de trabajo, durante el recorrido Jhon lo observó avergonzado y con cierta consideración, pensó saludarlo, pero David no cruzó mirada con él.

El cuerpo de David estaba físicamente en el lugar, pero su mente permanecía congelada en el instante cuando descubrió a Margarita ejerciendo el rol de prostituta, su espíritu estaba triste, irónicamente y contrario a sus creencias, David no hizo ni una oración pidiéndole a Dios ayuda o consuelo, él había perdido el "brillo", la tristeza y la soledad que sentía era enorme.

El jefe al verlo así y percibir su cambio se acercó;

- ¿David, que le pasó, se encuentra bien?
- Me atracaron y me golpearon el viernes en la noche, pero esto bien.
- Si necesita algo me avisa - le dijo el jefe intrigado.
- Claro, yo le aviso.

La espiritualidad y la prevención de lesiones laborales

El jefe pensó por un momento en seguir hablando con David con el fin de indagar a profundidad sobre su estado anímico, pero en ese instante David al percibir sus intenciones, se puso a trabajar diligentemente, no quería interrogatorios, menos escuchar sermones y consejos, esa fue su estrategia para silenciarlo y le funcionó, efectivamente el jefe al ver que David se ocupó en sus labores, no lo interrumpió más y se fue.

David decidió utilizar su trabajo como método de distracción mental, esa estrategia le fue útil a ratos y por unos días, pero la soledad de su hogar, la afectación de sus emociones, la falta de alimento físico y espiritual lo debilitaban más y más, era imposible sacar de su mente a Margarita, no podía dormir, tan pronto cerraba los ojos se imaginaba las manos de Jhon tocándola, lo peor era que saber que Jhon solo era uno de muchos que la tocaban.

6 LA TRAGEDIA

Era un miércoles, había pasado casi un mes desde la amarga experiencia, para este momento David era otro, la alegría y el optimismo que lo caracterizaban ya no estaban presente, se había convertido en una persona amargada, ensimismada que llegaba al trabajo y no saludaba a nadie, hacía sus funciones, cumplía con su tarea y se iba.

A los compañeros de trabajo e incluso a los jefes, les daba curiosidad saber que le había pasado a David y el porqué de su cambio, pero no le preguntaban nada, al fin y al cabo, seguía siendo productivo; solo Jhon sabía la verdadera razón, pero nunca dijo nada, desde el día que ejecutó su plan en lugar de sentirse satisfecho cargaba culpa en su corazón, deseaba poder retroceder el tiempo y no haber hecho nada de lo que hizo, tal era su sentimiento de culpa que nuca más regreso al burdel.

El cambio de David no solo había sido a nivel laboral, también a nivel personal, no volvió a llamar a sus padres, tampoco volvió a pisar una iglesia, mucho menos orar en las mañanas, dejo de hacer ejercicio, aumentó el consumo de cigarrillo, el último día laboral de cada semana se iba solo, directo a un bar a escuchar música y beber licor hasta emborracharse, se alimentaba muy mal, comía a deshoras, en varias ocasiones simplemente no comía nada, se veía envejecido, delgado, había perdido su "brillo".

Ese fatídico día, inició sus labores de forma rutinaria, había transcurrido la mitad de la jornada, la producción estaba en su máximo punto, en ese momento David llevado por un impulso, tomó su billetera y de su interior sacó una foto que tenía guardada de Margarita, la miró con desprecio, al voltearla tenía una frase que él había escrito de su propio puño y letra que citaba lo siguiente; "mi futura esposa", leer esto fue la hecatombe, sus pensamientos y sentimientos se revolvieron, con nerviosismo volvió a guardarla, a partir de ahí le fue imposible mantener su atención en la labor, su cuerpo estaba parado junto a los controles y medidores de la caldera, pero su mente estaba librando una batalla con los recuerdos y sentimientos hacia Margarita, su espíritu simplemente estaba en silencio, "esa llama había sido extinguida".

El tiempo se había detenido en la mente de David, estaba totalmente desconcentrado, para él era como si los minutos no pasaran, lamentablemente en la caldera la presión aumentaba peligrosamente.

Se estaban uniendo los ingredientes de la receta perfecta para el desastre, en los últimos días David había dejado de inspeccionar el presostato y este día cuando la presión de la caldera llegó al límite ajustado falló, no apago el quemador, ahora todo dependía de las válvulas de seguridad, que desafortunadamente tampoco funcionaron, sus partes internas se quedaron pegadas.

Eran aproximadamente las 10 de la mañana cuando

debido a la extrema presión, la caldera explotó de manera colosal.

David fue el primero en morir, se encontraba justo al frente de la caldera, la proyección de partículas metálicas combinada con gases a altas temperaturas, se convirtieron en los verdugos encargados de su ejecución, la emergencia fue enorme, la situación era terrible, hubo daño estructural de la planta, la brigada de emergencias actuó de manera inmediata, hizo lo que estaba a su alcance mientras llegaban los organismos de socorro.

Los bomberos y paramédicos, actuaron diligentemente, llevaron velozmente a los heridos al hospital más cercano, a pesar de ello al final del día la emergencia dejó 3 muertos, 9 lesionados graves y 5 con lesiones leves.

Los fallecidos fueron: David cuyo cuerpo quedó severamente afectado casi irreconocible y el supervisor junto con Jhon tras haber sufrido heridas y quemaduras graves. Ellos murieron a los pocos minutos de haber llegado al hospital.

La noticia de la emergencia rápidamente llegó a los medios de comunicación, lo familiares de los trabajadores llegaron al sitio de los acontecimientos buscando afanosamente información sobre el estado de salud de sus seres queridos, el gerente de la empresa entró en shock, devastado observaba la fábrica hecha pedazos, no podía dar crédito a lo que veía, trataba infructuosamente mantener la calma, sabía que las afectaciones legales y económicas iban a ser enormes, sufrió un shock nervioso y fue trasladado de emergencia al hospital.

La noticia de la muerte de David llegó a su familia unas horas después de los acontecimientos, su madre luego de dar un grito desgarrador rompió en llanto de forma desconsolada, su padre inmediatamente organizó viaje para la ciudad acompañado de uno de sus hijos, tenía que saber que había pasado con David.

Cuando llego le informaron que el cuerpo se encontraba en medicina legal, se dirigió inmediatamente allá, donde le informaron que tenía que reconocer el cuerpo, esa fue la peor experiencia que a su padre le había tocado vivir a lo largo de su vida, cuando lo vio por poco pierde la conciencia a causa de la impresión al ver que el cuerpo de su amado hijo presentaba quemaduras y laceraciones enormes, no pudo contener las lágrimas, se desestabilizó física y emocionalmente, fue llevado de urgencias al hospital.

Las honras fúnebres se llevaron a cabo en su pueblo natal, la ceremonia fue muy triste, los familiares y amigos de infancia estuvieron presentes, Francisco su gran amigo dijo unas palabras exaltando la vida de David, Esmeralda, aquel amor por el cual David se había ido a vivir a la ciudad, al enterarse de su muerte no pudo ocultar su dolor, ella no estuvo en el velorio, pero desde la ciudad hizo una plegaria por él.

La empresa debido a las investigaciones del accidente, las muertes y la afectación al vecindario, estuvo cerrada por varios meses, la producción se detuvo en su totalidad, se vino una cascada de demandas, pago de indemnizaciones, pérdida de clientes, incumplimiento de contratos y luego de 22 años de operación se vio obligada a cerrar sus puertas declarándose en bancarrota.

7 ANALISIS DEL CONTEXTO

Al realizar una investigación de accidentes, se busca identificar las causas que lo generaron, normalmente el enfoque dado tiene un alcance técnico y en el aspecto humano se miran factores físicos y psicológicos que pudieron generar el acto inseguro que desencadenó el accidente, pero el aspecto espiritual, rara vez por no decir nunca, es analizado, siendo que este es de alta relevancia para el ser humano.

En el caso de David, la situación final tiene una serie de causas, analizando de manera general se encuentra que técnicamente la caldera explotó por no cuidar el control de presión de las calderas siendo este un factor determinante y clave para evitar una explosión, de ahí que sea necesario inspeccionar periódicamente el presostato, ya que este es el encargado de apagar el quemador cuando la presión llega al límite ajustado, pero no había dejado de ser inspeccionado periódicamente por parte de David, provocando que el riesgo que su misma cápsula de mercurio deje permanentemente cerrados los contactos por envejecimiento del mercurio, por humedad o por puenteo de los cables eléctricos, aumentara considerablemente haciendo que la caldera quedara sin protección.

Este riesgo es controlado en caso de materializarse, por la válvula de seguridad, siempre y cuando ella esté en buenas condiciones, para el caso particular no fue así, la válvula fallo.

Al Analizar el aspecto emocional de David, se observa que fue un factor de alta relevancia en los eventos que desencadenaron el accidente, irónicamente todo se empieza a desencadenar desde el sentimiento de amor que él sentía por Esmeralda que lo llevaron a realizar un cambio brusco en su vida, gestionar nuevas maneras de vivir y trabajar, luego la ruptura de la relación generó una gran herida emocional que en su momento aunque fue dolorosa, fomentaron que David tuviera la iniciativa y la fortaleza para continuar con su crecimiento personal y laboral, pero al generar un vínculo afectuoso con Margarita y sentirse traicionado luego por ella, más aún de esa manera tan drástica, esta situación generó demasiada carga para su estabilidad emocional, provocando una gran crisis en él, desencadenándose en desatención e incumplimiento de los parámetros de seguridad.

David no pudo lidiar con sus sentimientos, trató de ocultarlos, le dio un manejo inapropiado a la situación, se encerró en sí mismo como mecanismo de protección para sobrellevar el duro golpe, lamentablemente las heridas de la antigua relación con Esmeralda aún estaban presentes, la sumatoria de situaciones fueron demasiadas para él, afectando incluso su salud física.

Ahora, como tercera medida es extremadamente importante analizar el aspecto espiritual de David y su relación en la generación del accidente.

David, venía de una familia con creencias conservadoras

La espiritualidad y la prevención de lesiones laborales

enfocadas en valores y respeto, su infancia estuvo orientada por las enseñanzas de su padre en las labores del campo y los cuidados hogareños de su madre, tenía buena relación con sus hermanos, compartían las tradiciones religiosas que promulgaba su fe, asistían con regularidad a la iglesia, sus vidas eran direccionadas fuertemente por estas creencias.

La infancia de David puede decirse que, a pesar de las dificultades económicas, fue una infancia bonita, tradicional, con una estructura de hogar basada en creencias, que le daban estabilidad espiritual, emocional y física, esta se vio afectada cuando llegó a la ciudad y se encontró con una población de diferentes valores, llevándole tiempo adaptarse a estas condiciones.

Durante la adaptación a su nueva forma de vida, David continuó apoyándose en sus creencias, su religiosidad, su forma tradicional de meditar y alimentar el espíritu, por esta razón a pesar del golpe emocional sufrido por la ruptura sentimental que tuvo con Esmeralda le fue más fácil sobrellevarlo y redireccionar sus acciones, mejorando significativamente su calidad de vida.

Con el paso del tiempo David dejó de alimentar su espíritu, no regreso a la iglesia, no volvió rezar ni a orar, esto sucedió en parte a que las cosas marchaban por buen camino, ahora tenía un buen trabajo, ganaba más dinero y emocionalmente "todo iba mejor", había conseguido según su perspectiva a una buena mujer llamada Margarita, se sentía tan cómodo con su nueva vida que quiso compartirla con ella, de ahí los planes de vivir juntos, pero cuando aparecieron las envidias representadas en Jhon quien con sevicia planeo y ejecuto la mala jugada de exponerlo sin filtros a sentir la cruda realidad de quien era realmente Margarita, el choque emocional que tuvo fue muy fuerte, pero en este caso a diferencia de lo sufrido con Esmeralda, omitió buscar refugio en sus creencias, dejando toda la carga en su mente, afectando sus emociones, sus sentimientos, llevándolo a descuidar su cuerpo, esta situación fue más fuerte que él, su mente se nublo por sentimientos de tristeza y amargura, las responsabilidades pasaron a un segundo plano, siendo esta situación imperdonable para un operario de caldera.

8 LA IMPORTANCIA DE TENER UN ESPÍRITU FORTALECIDO

La espiritualidad ha jugado un rol determinante para la evolución del ser humano, de ahí el nacimiento de las diferentes religiones que existen en el mundo, de manera práctica podría decirse que cada religión es comparable a una "metodología" para adorar a Dios y las personas escogen la más acorde a su manera de pensar o gusto.

El asunto aquí no es hablar de religión sino de la relevancia que las creencias tienen en la forma de actuar de las personas.

Desde la infancia la mayoría de personas son direccionadas por sus padres espiritualmente en base a las creencias con las que ellos también fueron enseñados, esta fe queda arraigada en lo profundo de su ser, lo que hace que difícilmente la cambien o por lo menos de forma radical, es raro encontrar personas que pasan del cristianismo al budismo por ejemplo, pero es más común que cambien de creencia adorando al mismo Dios, como sucede cuando una

La espiritualidad y la prevención de lesiones laborales

persona pasa de profesar la religión católica a la protestante, es decir la creencia base continua, solo cambia la "metodología" que se utiliza.

De ahí que el aspecto espiritual sea un tema extremadamente relevante para dejarlo de lado en las empresas, lamentablemente es común que este aspecto sea dejado a un lado perdiendo así una gran oportunidad para generar transformación de conciencias hacia la prevención.

Un trabajador con bases sólidas en sus creencias, tendrá menos posibilidades de cometer errores que generen accidentes porque será un trabajador más estable a nivel emocional, con mejores estilos de vida saludable, con menor posibilidad de tener problemas familiares y seguramente con una actitud más positiva ante la vida, es un trabajador que en caso de tener alguna dificultad o enfrentarse a situaciones como las que le sucedieron a David, contará con mayor número de "herramientas" para poder sobrellevarlas y superarlas exitosamente o simplemente no tendrá que enfrentar este tipo de situaciones en su vida por tenerla más organizada.

Recuerden que el ser humano es integral, es decir está conformado por cuerpo, alma y espíritu, si las personas cuidan de cada uno de estos componentes de forma responsable, esta integralidad da como resultado una persona estable, atenta, obediente, motivada a vivir, que aceptará por convicción las recomendaciones de seguridad que le son dadas, su actuar será confiable, incluso en los casos cuando tenga algún problema la respuesta y el manejo de este será asertivo.

Si las empresas desean mejorar los indicadores de morbi - accidentalidad, deben empezar por replantear la manera en que está capacitado a su personal en materia de Seguridad y

Salud en el Trabajo y utilizar metodologías educativas que tengan en cuenta la integralidad del ser.

9 ¿QUÉ HUBIERA SUCEDIDO SÍ? ...

Conocemos el desenlace de la historia de David, pero ¿si la empresa hubiera tenido en cuenta la relevancia de las creencias, hubiera cambiado la situación?, analicemos las opciones desde sus bases:

Opción 1.

David enamorado de Esmeralda al ver que ella se va a ir a estudiar lejos, angustiado por no perderla, piensa en abandonar su pueblo e irse a vivir a la ciudad pensando en ofrecerle una relación más estable casándose con ella y vivir juntos, pero en esta ocasión decide primero ir a la iglesia a orar, allá se encuentra con el sacerdote del pueblo y decide pedirle un consejo en base a lo sucedido, entonces el sacerdote le dice que Esmeralda quiere un futuro fuera del campo, llevar un estilo de vida más citadino, convertirse en profesional, cosa que él no va a poder ofrecerle, así que lo mejor que puede hacer David si no quiere perderla, es seguir sus pasos, es decir, irse a estudiar igualmente, hacerse profesional, tener paciencia, avanzar poco a poco con la fe que si la vida los tiene para estar juntos todo se alineará.

La espiritualidad y la prevención de lesiones laborales

David luego de escuchar al sacerdote, reflexiona, entiende que es cierto lo que él le dijo, así que habla con sus padres y manifiesta sus intensión de estudiar una carrera universitaria, ellos saben que es un cambio duro para su forma de vivir, pero entienden que es una buena decisión del muchacho y se esfuerzan por ayudarlo, Esmeralda feliz le envía información de las diferentes carreras, como David siempre había sido buen estudiante logra el siguiente semestre ingresar a la universidad pública a estudiar ingeniería agronómica, la vida de David toma un rumbo totalmente diferente, la empresa continuó funcionando por muchos años más.

Esta es la opción más "romántica" que se hubiera podido dar, evitando el trágico desenlace desde sus raíces, analicemos ahora la evolución de los hechos desde que David ingresa a trabajar a la empresa, pero en este caso la empresa tiene en cuenta la integralidad del ser humano dentro de su Sistema de Gestión de Seguridad y Salud en el Trabajo.

Opción 2.

David ingresa a trabajar muy motivado, él tiene la tarea de alimentar las líneas de producción con producto, algo le llamó inmediatamente la atención, antes de empezar la jornada todos los trabajadores se reunieron a orar, dando gracias a Dios por el nuevo día y ofreciendo a él la producción de la nueva jornada, la oración la dirigió uno de los operarios, David no podía creer lo que había visto, le pregunto al que estaba junto a él - ¿por qué hacen eso? – él respondió que era una política de la empresa, todos los días alguien diferente oraba o rezaba, leía una parte de la biblia, le entregaba el día a Dios, David intrigado quiso saber si estaban promoviendo que el personal perteneciera a alguna religión en particular, inmediatamente su compañero le aclaro que no, no era un asunto de religión, allá nadie

La espiritualidad y la prevención de lesiones laborales

obligaba a nadie a pertenecer a alguna iglesia en particular, el personal estaba conformado por personas de diferentes religiones, es decir ese momento no era religioso, era espiritual, la empresa permitía esos 5 minutos para alimentar el espíritu de la misma forma como hacían con las pausas activas.

David sintió encajar como anillo al dedo en la empresa, él había sido criado bajo el respeto a Dios, trabajaba con diligencia y sus compañeros lo veían con buenos ojos, ya que esto beneficiaba a todos.

Llegó el día de la convocatoria para el nuevo puesto de trabajo de operario de caldera, David se postuló, pidió la oportunidad, fue analizada por los jefes y decidieron dársela, previa preparación e inducción en el cargo, Jhon sintió envidia, fue difícil para el contener ese sentimiento, ya no participaba de la oración diaria, solo se ponía de pie para hacer acto de presencia, sus compañeros notaron el cambio de actitud, él no quería hablar del tema, más tarde el supervisor noto la incomodidad de Jhon, lo llamó aparte hablo con él y logró que ¨abriera¨ su corazón, hicieron una pequeña oración juntos, Jhon descanso en su espíritu, se sintió escuchado, su sentimiento de envidia se aplacó, pudo darle un manejo adecuado, su infancia no había sido fácil y por eso tenía poca tolerancia a la frustración, gracias a las oraciones diarias en la empresa, había nacido en él la necesidad de buscar a Dios, su vida había dado un cambio radical, ahora en lugar de ir a los burdeles, iba a la iglesia, tenía una bella y fiel esposa y unos hijos muy obedientes, al poco tiempo surgió una nueva vacante para el cargo de supervisor en la empresa, era mejor que la de operario de caldera, con más remuneración, Jhon se postuló y fue aceptado.

Por su parte David, trabajaba con diligencia, estaba pendiente de los controles de la caldera, cuando identificaba algún

La espiritualidad y la prevención de lesiones laborales

peligro aplicaba inmediatamente los protocolos de emergencia, solicitaba los mantenimientos a tiempo, la emergencia nunca sucedió.

En cuanto a su vida personal sucedió que Margarita empezó a alejarse de David, no le gustaba acompañarlo a misa, cuando él hablaba de Dios, ella se aburría, se sentía confrontada, él también fue perdiendo el gusto por ella, poco a poco el amor se acabó y terminaron la relación de común acuerdo, David nunca se enteró de la doble vida que ella llevaba.

Días después David fue a la papelería donde había mandado a hacer la hoja de vida, allí estaba la señorita que diligentemente le colaboró a digitarla en ese entonces, ella era inteligente, bonita, humilde y amaba las cosas de Dios, era una mujer de grandes valores, hogareña, no pasó mucho tiempo cuando empezaron a salir juntos, finalmente se casaron, tuvieron 2 hermosos hijos, los padres de David estaban muy felices con su nuera y sus nietos.

En esta opción se pudo evidenciar que Jhon pudo controlar la envidia gracias a la fortaleza espiritual que había adquirido en la empresa, su vida había cambiado de forma saludable, ya no visitaba burdeles, por esa razón nunca conoció a Margarita y jamás pensó en ejecutar algún plan nocivo contra el bienestar de David, la emergencia a causa de la explosión de la caldera nunca sucedió.

Opción 3.

David estaba feliz porque había sido ascendido a nuevo cargo, ese día decidió dirigir la oración frente a todos los compañeros, fue una oración de agradecimiento a Dios por su nuevo trabajo, a todos les gusto menos a Jhon, para él

La espiritualidad y la prevención de lesiones laborales

David estaba siendo un petulante, consideraba injusto que no le hubieran dado el puesto de trabajo a él que tenía más experiencia en la empresa, su corazón se llenó de envidia, creció tanto hasta convertirse en odio, lamentablemente Jhon nunca pudo sanar su corazón a causa de la dura infancia que tuvo, no le gustaba nada que estuviera relacionado con Dios, asistía a las oraciones de la empresa porque todo el mundo se detenía a hacerla, pero su mente estaba en otras cosas.

Conoció a "Margaret" en el burdel que frecuentaba, posteriormente por casualidad se enteró que David era novio de Margarita, considero que tenía una valiosa oportunidad de vengarse, planeo entonces la manera para mostrarle a David quien realmente era ella, con engaños hizo que David lo acompañara al burdel y la expuso frente a él, David quedó en shock, sintió un gran dolor, se dirigió directamente a su casa, lloró amargamente, dobló sus rodillas, inclinó su cabeza y oró a Dios, pidiéndole fortaleza para llevar ese momento, incluso le pidió perdón por haberse dejado engañar e ir a ese burdel, así como haber entregado todo su amor a alguien que no conocía realmente, también agradeció a Dios porque pudo enterarse de la doble vida de Margarita.

Esa noche David prácticamente no durmió, se la pasó orando, escuchando música espiritual, al otro día fue temprano a la iglesia, estuvo rezando todo el tiempo, cuando salió de allí, se sentía tranquilo, en cierta manera a pesar del dolor y el impacto de la situación, tenía una sensación de alivio por haberse enterado de la verdad, entendió que Dios había utilizado la maldición en bendición, regreso a la casa y en la puerta lo estaba esperando Margarita, ella le pidió perdón por haberlo engañado así, él aceptó las disculpas pero dio por terminada definitivamente la relación, antes de eso la invito a dejar esa mala vida, ella lo escuchó pero él pudo ver en sus ojos que nunca iba a hacerlo, se despidieron y no volvieron a verse jamás.

La espiritualidad y la prevención de lesiones laborales

El lunes en la empresa, Jhon estaba expectante, sentía culpa por lo que hizo, en ese momento llegó David y desde lejos lo saludo, esa actitud confronto a Jhon, le parecía increíble que él no lo odiara, iniciaron la oración matutina, David solicitó hacerla, la oración fue de agradecimiento por la vida, él se veía un poco triste pero tranquilo, más tarde en el descanso, Jhon se acercó a David a pedirle disculpas por lo sucedido, en ese momento David entendió las malas intenciones de Jhon al haberlo llevado a ese sitio, le dio rabia por un instante, pero inmediatamente reflexiono, fue como si Dios le hablara y le dijera que Jhon había sido el instrumento utilizado por él para librarlo de la mala mujer que era Margarita.

David sintió pena por Jhon, pudo percibir lo vulnerable que él era, acepto sus disculpas, de ahí en adelante el trato entre los dos estuvo basado en la cordialidad y el respeto, al poco tiempo Jhon también logró su ascenso y David se casó con la hermosa, bella y respetuosa muchacha de la papelería, la explosion de la caldera nunca sucedió.

10 ¿CÓMO TRANSFORMAR CONCIENCIAS EN SEGURIDAD Y SALUD EN EL TRABAJO?

La historia de David permitió ver las graves consecuencias que se pueden presentar cuando un individuo tiene afectación en su ser, especialmente cuando el origen de las causas proviene de situaciones personales.

También se pudo analizar el giro radical que pudo haber tenido esa trágica situación, al involucrar actividades de fortalecimiento espiritual dentro de la rutina empresarial.

De ahí que lo primero que una empresa debe hacer para transformar conciencias de forma real y duradera, con un enfoque basado en la prevención es:

1. Involucrar dentro de sus políticas el compromiso con el cuidado integral del ser humano, así:

    - Fomentar el cuidado del cuerpo

físico
- Dar un manejo adecuado a las emociones del personal.
- Facilitar un espacio o un momento para que el personal alimente a diario su espíritu.

Las capacitaciones juegan un papel fundamental en la transformación de conciencias del personal, mediante ellas se abordan las temáticas que la empresa necesita reforzar, por eso es importante:

2. Diseñar programas de capacitación basados en la integralidad del ser humano, donde las capacitaciones:

   - Enseñen a cuidar el cuerpo
   - Generen emociones positivas hacia la temática
   - Alimenten el espíritu

Muchas veces se pierde el objetivo de las capacitaciones al no lograr captar la atención del personal haciendo que se pierda el interés por la temática, esto sucede porque son capacitaciones tediosas y aburridas.

Para evitar esto, es importante que las empresas tengan en cuenta los siguientes parámetros al momento de capacitar:

1. Usar metodologías andragógicas innovadoras, que generen reflexión de los asistentes hacia la temática expuesta.
2. Utilizar el arte y la lúdica como herramienta para captar la atención y facilitar el entendimiento de los conceptos.
3. Tener presente las características

demográficas de la población a capacitar.

Aplicar estos tres parámetros para capacitar en temas de prevención al personal adulto de la empresa, permite que ellos reflexionen sobre el tema expuesto y tomen por convicción la decisión de ser responsables, logrando así un cambio actitudinal real y duradero acorde a la temática expuesta.

Muchos prevencionistas caen en el error de utilizar metodologías de enseñanza no acordes a la edad y a las características sociodemográficas del personal capacitado, generando pérdida de interés, afectación en el proceso enseñanza - aprendizaje y disminución de las posibilidades de generar cambios en el comportamiento, adicionalmente el prevencionista se siente frustrado, debido a que sus esfuerzos no logran las mejoras deseadas en los indicadores de morbi - accidentalidad.

Las empresas que deseen lograr que su personal tenga un cambio real y duradero orientado hacia la cultura de la prevención, necesariamente deben tener en cuenta la integralidad del ser humano, enfatizando en su aspecto espiritual, al diseñar y ejecutar las actividades de Seguridad y Salud en el Trabajo.

ACERCA DEL AUTOR

Jesús Mauricio Román Ortiz, nació en la ciudad de Bucaramanga – Santander – Colombia, el 30 de mayo de 1977, actualmente desempeña el cargo de gerente de innovación de la Compañía R.S.O. S.A., empresa que ofrece servicios integrales de Seguridad y Salud en el Trabajo, y de la cual él es uno de los dueños.

Cuenta con una experiencia de 25 años trabajando en Seguridad y Salud en el Trabajo, es coautor de la metodología Educación Integral Participativa que utiliza el arte y la lúdica como herramienta facilitadora en la introyección de conceptos y tiene en cuenta la integralidad del ser humano para generar reflexión hacia el cuidado del cuerpo, el manejo adecuado de las emociones y la relevancia de las creencias desde el concepto espiritual, con el fin de generar transformación real y duradera de conciencias hacia las temáticas de prevención.

www.ingramcontent.com/pod-product-compliance
Lightning Source LLC
Chambersburg PA
CBHW070244220526
45465CB00004B/1514